レジリエンスで心が折れない自分になる

監修 久世浩司

JN095064

日本能率協会マネジメントセンター

はじめに

皆さんは「レジリエンス」についてご存知でしょうか。

　レジリエンスは、ストレス社会と呼ばれている現代で、多くの人が抱えているストレスやプレッシャーから回復するための力として使われている言葉です。

　日本ではあまり馴染みのない言葉かもしれませんが、海外ではすでに企業や学校での教育が進んでおり、日本でも近年注目されつつある能力の1つです。

　仕事をするにも、プライベートを充実させるにも、どんなことにもストレスはつきものです。そうしたストレスが積み重なっていくと、いつかは心が折れてしまったり、なにをするにも気力がなくなってしまいます。

　私がレジリエンスを学んだきっかけも、仕事で困難にぶつかったときでした。思わぬトラブルに巻き込まれて、逆境に立たされた私は、1人で苦しみ心が折れそうになりました。

この逆境を乗り越えたいと思っていた私は、レジリエンス
と出会ったのです。

　レジリエンスは本来、人間だれしもが持っている能力とさ
れています。つまり、「新しく学ぶ」のではなく「持っている
力を引き出す」ことができるのです。
　健全な体は健全な心があってこそのもの。レジリエンスを
知ることによって、ストレスへの耐性やいかなる困難にも柔
軟に対応できる心を持つことができます。
　そうして備わった健全な心は、皆さんがこれからの人生を
過ごしていく中で大切な財産となり、新しいことに挑戦する
際にも、成功への近道となることでしょう。

監修　久世浩司

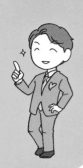
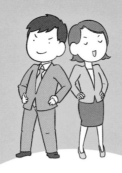
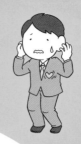

STEP 1

「レジリエンス(復元力)」 を思い出す

仕事やプライベートの中で、折れない心を持つためにも、まずはレジリエンスがどういうものなのかを深く知ることが大切でしょう。ここではレジリエンスとはなにかを説明します。

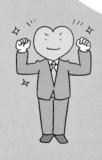
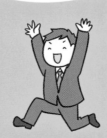
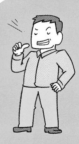

レジリエンスは精神的ストレスへの「復元力」

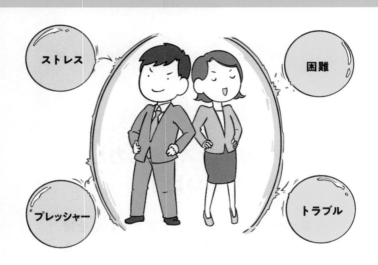

レジリエンスとは？
それは心の復元力

　社会生活を営むうえで、私たちは日々さまざまなストレスやプレッシャー、困難や逆境に直面します。仕事の場でも、プライベートの場でも、生きている限り、避けては通れないものです。しかし、だれもがいつでもそれらを克服できるとは限りません。自分ではどうにもできないような困難に直面して、心が折れてしまう人も少なくないのです。

　しかし、ストレスやプレッシャー、困難や逆境に負けずに、障壁となるなにかを乗り越えていく力があれば、人生はより生きやすく、幸せなものになるはずです。

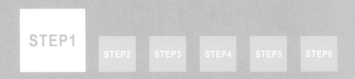

そこで近年注目を集めているのが「レジリエンス」です。

レジリエンスとは本来、環境変化に対する生態系の「復元力」を表す言葉として使われていました。それが現代心理学で「逆境やトラブル、強いストレスなどに直面したとき、それらに適応できる精神力と心理的プロセス」と定義づけられて使われるようになったのです。言い換えれば、精神的に疲れる体験をしたり、気持ちが落ち込んでしまったときに「再起できる力」や「立ち直れる力」ということです。

「レジリエンスの高い人」は 3つの「力」を持っている

逆境や困難を乗り越えて前に進んでいくには「強い心」が必要です。では「強い心」とは、どのような心のあり方なのでしょうか。

レジリエンスの世界での「強い心」とは、鋼のような硬さであるということではなく、むしろゴムのようなやわらかさや弾力性を持つ精神と言えます。

こうした「心の強い人」＝「レジリエンスの高い人」は、どのような人なのでしょうか。それは次の3つの性質を持っている人だとされています。

・「回復力」＝逆境や困難に直面しても、すぐに元の状態に戻ることができる、心のしなやかさ

・「弾力性」＝予想外のショックやストレスを受けても、はね返して耐えることができる心のやわらかさ

・「適応力」＝予期せぬ変化に抵抗するのではなく、それを受け入れて合理的に対応できる柔軟な考え方

　レジリエンスの高い人はこれら3つの性質を持つ心で、失敗や困難を克服し、変化に適応できます。また、意外にも思えるかもしれませんが、レジリエンスは本来私たちが持っている心理的資源とされています。

レジリエンスが高い人が持つ心の性質

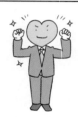

■回復力

「仕事でミスをしてしまった」などの逆境や困難を経験しても、すぐに元の状態へ戻ることができる心のしなやかさがある。いわゆるメンタルの強さ

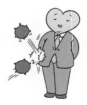

■弾力性

「理不尽なことで上司に怒られてしまった」など、突然のショッキングな出来事やストレスを、やわらかい心で受け止めて耐え、はね返すことのできる弾力性がある

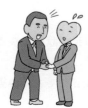

■適応力

「急な異動で部署が変わってしまった」など、周囲の環境などに予期せぬ変化が起こったとしても、柔軟に対応することのできる考え方がある

レジリエンスは「心の筋肉」
養って鍛えることができる

　前述したように、レジリエンスは本来だれしもが持つ力でもあります。

　しかし、仕事でミスをしたり、上司に怒られて落ち込んだり、プライベートで友人との関係がギクシャクしてしまったりなど、そうしたストレスや失敗の経験が大きな原因となり、レジリエンスは消耗してしまうのです。

　レジリエンスはいわゆる「心の筋肉」です。われわれが普段から運動をしていなかったり、鍛えたりしない限り、体の筋肉は落ちてしまいますよね？　これは「心の筋肉」に置き換えても同じことが言えるのです。

　「はじめに」にもあるように、健全な体を維持するためには、健全な心を持っていることが大切です。ストレスやプレッシャーのせいで精神的に疲れてしまっている人や、心が折れたり、くじけそうになっている人は、いまからでも決して遅くはありません。レジリエンスを養って、鍛えることで、今後も長く続く人生を強く生きていく術を身につけることができるはずです。

POINT

レジリエンスとはなにか？
それは心の「復元力」

レジリエンスは
なぜ大切なの?

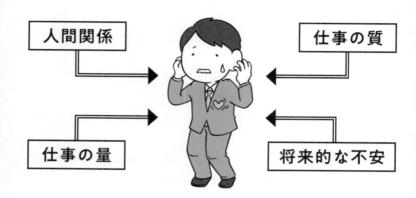

人間関係		仕事の質
仕事の量		将来的な不安

過剰なストレスは
心を疲労させる

　生きている限り「ストレスやプレッシャーは避けて通れない」もの。しかし、心理学の研究では、適度なプレッシャーはむしろ仕事のパフォーマンスを高める作用を持つことが多いということがわかっています。

　とは言え、あまりにも過度なストレスやプレッシャーを抱えながら無理して頑張っていたら……?　そうした状況が続いてしまうと、精神的な疲労が蓄積し、やがては心が折れてしまうかもしれません。過剰なストレスは心にとっての大敵なのです。

　働いている人々が抱えている職場でのストレスや不安、悩みの主なものとして、「人間関係の問題」「仕事の質の問題」「仕事の量の問題」の3つがよくあげられます。

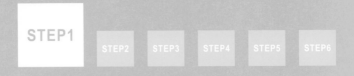

現代人が抱える
さまざまなストレス

「人間関係の問題」で代表的なのは、上司や同僚、部下との関係でしょう。たとえば「上司がとても上から目線な人だ」とか「もっと同僚から頼られたい」といったものです。

「仕事の質の問題」は医療従事者や交通機関の運転手のように、ちょっとしたミスや、スケジュール上の遅れなどが許されないような仕事をしており、つねに緊張感を持ち続けなければならない、という状況などです。

「仕事の量の問題」はいわゆる長時間労働のことです。自分のキャパシティを超えてしまうような膨大な仕事をこなさねばならないとしたら、ワーク・ライフ・バランスもクオリティ・オブ・ライフもあったものではありません。

　現代人はこれらの問題からくるストレスと日々戦いながら、過ごしているのです。

新たなストレス
「未来ストレス」

　また、2020 年のコロナ禍以降では、新たなストレスも増加しています。たとえば、会社員なら会社の業績悪化による「雇用」の不安、自営業やフリーランスの人なら「仕事がなくなるのではないか」という不安、そしてこれにより引き起こされる「将来の収入」に対する不安といったものです。

　飲食店などの閉店や倒産が相次いでおり、転職を経験している人も多いのではないでしょうか。転職先では即戦力としての働きが期待される一方で、転職先もまた経営的に不安定な状況にあるのが現実です。もちろん飲食店などに限りません。現代のすべてのビジネスパーソンはだれもが強いストレスにさらされ、いつ何時心が折れてしまっても不思議ではない、というリスクと隣り合わせで生きているのです。

　このような将来的な不安を仮に「未来ストレス」と呼びます。これは雇用の不安にとどまらず、「自分が本当にやりたいことはこの仕事なのか」とか「結婚をしたり子どもが欲しいのに、いまの給与じゃ足りない」といった現状の違和感から感じるものもあります。若手世代の人はとくに共感できるのではないでしょうか。

いまだからこそ
レジリエンスが必要

　先行きの極めて不透明な世の中で、私たちはまず体と心の健康を保たなければ、状況に対応して長く働き続けることはできません。そして、そんな世の中だからこそ、失敗や試練に負けない心のたくましさが欠かせません。

　どう働くべきか、いかに生きるべきかは、現在だれもが直面している大きな問題です。レジリエンスの高い人々は、いまのような世の中にあっても、働き方や生き方を模索している人々にお手本を見せてくれます。彼らは合理的に物事を理解して受け止め、困難にあってもしなやかに対処し、逆境を乗り越えます。そしてつらい体験か

らもつねになにかを学び、成長を止めないのです。

　長く健康で働き続けて、先行き不透明な世の中を生き延びる、その中でストレスやプレッシャー、困難やトラブルとうまくつき合う技術＝レジリエンスの必要性は現在、より高まっていると言えます。

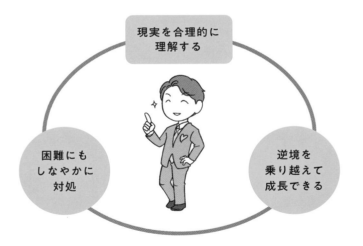

レジリエンスが高ければストレスともうまくつき合える

現実を合理的に
理解する

困難にも
しなやかに
対処

逆境を
乗り越えて
成長できる

POINT

多くのストレスに対処できる
レジリエンスの力

PART 03 ほかの人のレジリエンスを高められる!?

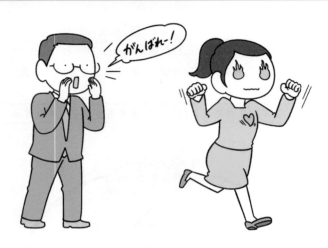

がんばれー!

周囲の人々のレジリエンスを高め 働きやすい職場に

レジリエンスを高め、立ち直りやすく逆境に強い「心の筋肉」を鍛えることができれば、どんなことがあっても冷静に対処して、生活の質を高めることが可能です。

さらに、自分1人だけでなく、周囲の人々、たとえば同じ職場の人々が高いレジリエンスを持っていたら、その職場はとても働きやすくなるはずです。

実はあなたがほかの人に働きかけて、周りの人たちのレジリエンスを高めることは充分に可能です。レジリエンスを高めるうえでは、自分自身がそのためにトレーニングを行うことが必要ですが、それとともに周囲のサポートを得られることも非常に重要です。

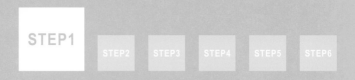

逆にあなたがほかの人に対して惜しみなくサポートするポジションにいたなら、サポートを受けた人のレジリエンスも高まることでしょう。

ほかの人をサポートできる
ギバー(与える人)になろう

だれかを惜しみなくサポートできる人でいるためには、「ギバー(与える人)」になることが重要です。心理学者のアダム・グラント博士は、思考と行動特性によって、人を次の3つのタイプに分類しています。

- **ギバー：人に惜しみなく与える人**
- **テイカー：自分の利益を優先させる人**
- **マッチャー：損得のバランスを考える人**

これら3つの中でビジネスの場や社会的に成功しやすいのは、自分の利益を優先するテイカー、または損得勘定をして行動するマッチャーというイメージを抱きやすいかもしれません。

しかし、グラント博士は、利他性のあるギバーのほうが、長期的には大きな成功を実現することがあるとしています。こうした利他性のある人は、自分のエゴを抑えてセルフコントロールしながら、同僚や部下や組織のために尽力する働き方をします。自分の仕事よりも他人を助けることを優先するというのは、ハードルの高い行いかもしれません。しかし、そこで生まれた強いつながりは、いずれあなたを助けることもあるでしょう。

　利他性に基づく行動は心理学で「向社会性行動」と呼ばれますが、それは他人の利だけではなく、巡り巡って本人の利になることもあるのです。

3種類に分類される「人」

ギバー	テイカー	マッチャー
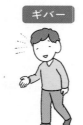	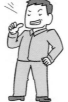	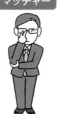
自分の利益よりも他人のカバーにまわるような人。他人との強いつながりを持つことが可能	他人のことより自分の利益を優先させる人。強いつながりが生まれることはない	自分にとって得なのか、損をしてしまうのかをまずは見極めてから行動する人

利他性のあるギバーは、助けることで得た強いつながりで長期的な成功を得られる可能性がある!

子どものレジリエンスを高める 最大のサポーターは親

　だれかがほかのだれかのために惜しみなく与え、サポートする……その最も顕著な例は、子どもに対する親のサポートかもしれません。子どもにとって最大のサポーターは、間違いなくお父さんとお母さんです。

　レジリエンスは大人だけではなく、もちろん子どもにも必要です。

子どもは成長する過程で、たくさんの「つまずき」を経験します。

　たとえば、テストの点数が悪くて落ち込む、部活動で思うような結果が出せずに挫折しそうになるなど、社会人になる前の子どもには家庭と学校が世の中のほとんどすべてであり、ほんの少しの出来事で大きく傷ついてしまうことは少なくありません。

　そんなとき、なにがあっても親は自分の味方だと信じられる、そんな親子の「関係性」が築かれていれば、子どもは心に大きなダメージを受けても、家族のサポートで立ち直り、再び困難に立ち向かえるのです。子どもが自分自身の努力でレジリエンスを高めるのは限界があります。そのため親の役割はとても重要なのです。

頑張りを褒めて
相手の自己肯定感を育む

　自分がギバーだとして、他人のレジリエンスを高めようとしたときにまず大切なこと、それは「褒める」ことです。

　たとえば、国内の小学生を対象とした研究では、親からたくさん褒められて育った子どもは、そうでない子どもと比べて自尊心が高いということが明らかになっています。

　これは大人に関しても同じことが言えます。学生時代に良い点数を取ったり、スポーツで大活躍をしたりしたときに褒められた経験はあると思います。しかし、社会人になって伸び悩んだりすると、褒められるという経験から離れてしまいます。ちょっとした成功だったとしても、褒められた人は「次も頑張ろう」と思えるのです。そのためにまずは褒めることが大切です。

　また、「励ます」ことも大切です。たとえば、これまでとは違う新しい仕事を任された人がいる場合、「自分にできるだろうか……」と不安になっていることでしょう。その不安を取り除くためにも「君ならできるよ」と一声かけてあげるだけでも違ってくるはずです。

楽観的でいることも ときには大事

　もう1つ、「自分ならできる」と信じるには、ポジティブな「楽観性」も必要です。レジリエンスを高めようとする側の人間が「悲観的」な態度をとってしまうと、高める対象の人のレジリエンスも低くなってしまいます。

　よく「子どもは親に似る」と言いますが、これは会社の上司と部下の関係などでも言えます。人は近しい人の存在に影響されるもの。仕事上でトラブルが起きた際、すぐに諦めてしまったりすると、その部下も「あの人もそうだったし」と、諦めグセがついてしまうものです。

　同様に、いつでも諦めない人が上司だったらどうでしょうか。ついていくことに必死で大変なときもあるかもしれませんが、悲観的になったり、土壇場で諦めてしまうということはなくなるはずです。また、それはその上司との関係性がなくなったとしても、本人の中でずっと続いていく大きな財産になります。

　こうしてみると、自分のレジリエンスが高くなければ、ほかの人のレジリエンスを高めることはできない、ということがよくわかるのではないでしょうか。ギバーとしてほかの人のレジリエンスを高めるためにも、自分のレジリエンスを鍛えることが大切なのです。

　レジリエンスが低い状態で、ほかの人のレジリエンスを高めよう
とすると、その人に逆に悪影響を与えてしまうかもしれないので注
意しましょう。

相手のレジリエンスを高める方法

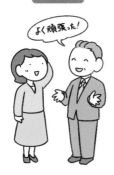

褒める

頑張った「過程」やちょっ
とした成功を褒めてあげる
ことで、相手のやる気アッ
プにつながる

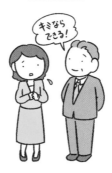

励ます

その人の不安を取り除くた
めにも、励ますことが大切。
その人の「自己効力感」を
高められる

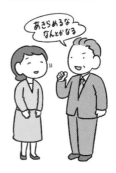

「楽観性」を育む

ほかの人のレジリエンスを
高める人には、「なんとかな
る」というようなポジティ
ブな楽観性が必要

POINT

他人のレジリエンスを高める 「ギバー」になろう

レジリエンスは
鍛えて身につけ
られる能力

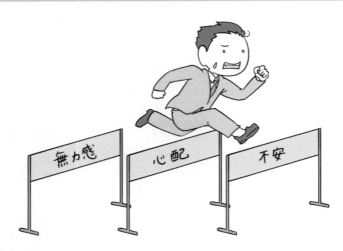

レジリエンスは
トレーニングで高められる

　レジリエンスの高い人は心がしなやかで、失敗や困難に直面して
も心が折れてしまうことはありません。

　ただ、その高い低いという度合いは、その人の持って生まれた能
力や性格によるものだ、と思う人もいるかもしれません。しかし、
実際はそうではないのです。

　レジリエンスについて、海外ではすでに40年ほども研究が続け
られています。その結果、逆境やストレスに直面しても立ち直る力
は、適切な訓練をすることで高められることがわかっています。そ
のための方法は「レジリエンス・トレーニング」と呼ばれます。

　本書では、心理学者のイローナ・ボニウェル博士が開発した

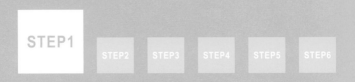

「SPARK レジリエンス・トレーニング」をベースに、レジリエンス
の鍛え方を紹介します。

　PART01 でもお話したように、レジリエンスは私たちが本来持っ
ている力であり、適切なトレーニングを行うことで、レジリエンス
の力を取り戻し、だれでも「心の筋肉」＝「レジリエンス・マッス
ル」を鍛えることができるのです。

「底打ち」から 「立ち直り」へ

　レジリエンスを鍛えるうえで、まず最初に必要なのは「底打ち」
です。困難や失敗といった壁に直面すると、心が疲れて精神的に落
ち込みやすくなります。その原因は不安や心配、憂鬱感や無力感か
ら感じるネガティブな感情によるものです。そこでネガティブな感
情の連鎖を断ち切り、心の落ち込みをストップする＝「底打ち」す
ることがなによりも肝心です。

　「底打ち」ができたあと、次は「立ち直り」です。これは元の心理
状態への回復を目指すという意味です。レジリエンス・トレーニン
グで心の筋肉を鍛えることで、自己効力感を得たり、自分の「強み」
を活用することができるようになります。それらは障害を乗り越え
て前進するための力です。

　「立ち直り」に成功したあと、精神的に余裕が生まれたときに忘れ
てはならないのは「教訓化」です。自分がネガティブな感情を抱く
原因となったつらい経験を振り返り、内省して次へとつなげること

が大切になります。この「教訓化」を忘れてしまうと、レジリエンスは高まりませんし、いつ心が折れるかというリスクと隣り合わせになってしまいます。

　また、ネガティブな感情から立ち直ることができたのは、自分1人の力ではない、ということも忘れてはなりません。障壁を克服して前に進むには、会社の同僚や家族など、自分の周りにいる人々のサポートがとても大切です。

　つまり、逆境から立ち直るには自分1人でもがき奮闘するだけでなく、周囲のサポートを受けることも重要なのです。そして周囲のサポートに感謝するポジティブな感情も、とても大切です。それは自分が本当に立ち直ったと思ったときに、心の底から実感できるでしょう。もし、逆境から立ち直ることができたのであれば、自分を助けてくれた人々に感謝を忘れないようにしましょう。そしてつらい状態にあるほかの人を見つけたら手を差し伸べてみましょう。

レジリエンスを鍛えるには
実践が肝心

　レジリエンスを高める方法はどれも難しいものではなく、日常生活ですぐに実践できるものばかりです。

　本書ではまず「ネガティブ感情を理解する」「自信を生み出す」「自分の強みを活かす」「無意識な思い込みを抑える」、そして「周囲のサポートを受ける」という形で段階を踏むとともにレジリエンスの高め方を紹介します。

　そして、なによりもレジリエンスを高める近道は、どんなことにも

積極的に取り組み、挑戦することです。レジリエンスは本を読んで知識を得ることよりも、まず第一に実践することで鍛えられるのです。

　本書を読んで、レジリエンスを高めたいと感じたら、すぐに仕事や生活に取り入れ、ぜひ実践してみましょう。

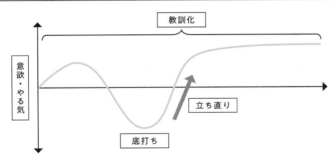

レジリエンストレーニングの流れ

教訓化

意欲・やる気

立ち直り

底打ち

底打ち ➡
ネガティブな感情を断ち切って、それ以上落ち込まないように底打ちをする

立ち直り ➡
底打ちに成功したら、ネガティブな感情を抱く前の通常の状態へと立ち直る

教訓化
なぜネガティブな感情を抱いたのか、その原因を理解し、内省して次につなげる

POINT

レジリエンスを高める方法は
「底打ち」「立ち直り」「教訓化」

自分のレジリエンス度を
チェック！

前述したように、レジリエンスはだれもが持っている力ではありますが、レジリエンスが高いか低いかは人それぞれです。

実際にレジリエンスを高める方法を知る前に、まずは自分のレジリエンスが高いかどうかを次のような質問に答えて確かめてみましょう。

●スポーツや趣味でも、思うようにいかずに
　過去に諦めてしまったことがある

●自分は学歴や容姿などにコンプレックスがある

●新しい挑戦の前に「自分には難しそう」と諦める

●なにかがうまくいかないのはすべて自分のせいだと思う

●なにかがうまくいかなくても、
　自分が我慢すればいいと思っている

●イライラするとお酒やギャンブルに走ってしまう

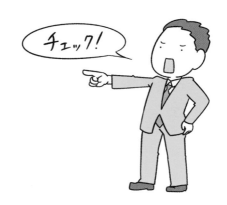

●忙しくて時間がないなどして、
　スポーツや趣味に打ち込むことができない

●月曜日（週の仕事はじめの日）が憂鬱だ

●悩みがあってもだれにも打ち明けられない

●一度の失敗が原因で「次も失敗するかも」と感じる

●不安なことがあると、夜にぐっすり眠れない

●十分な時間の睡眠をとってもすっきり起きられない

●自分にとって面倒そうな仕事は先送りしてしまう

　以上の質問で、もし自分に当てはまるものが多ければ、レジリエンスが低くなっている状態と言えるでしょう。

　しかし、レジリエンスは高めることができる力です。心が折れない自分になるために、「レジリエンス・トレーニング」で鍛えていきましょう。

STEP 1

理解度チェック

☐ レジリエンスは「再起できる力」や
「立ち直れる力」のこと

☐ レジリエンスが高い人の心は「回復力」
「弾力性」「適応力」の3つを持っている

☐ 「未来ストレス」から心を守るためにも
レジリエンスは必要

☐ ほかの人のレジリエンスを高めることも大切

☐ 利他的な「ギバー」は長期的な成功が望める

☐ 「心の筋肉」=「レジリエンス・マッスル」は
鍛えることができる

☐ まずは落ち込んでいる状態から「底打ち」して、
負の連鎖を断ち切る

☐ 「底打ち」の次は元の状態に戻るために
「立ち直り」をする

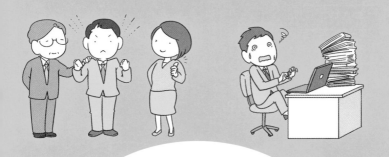

STEP 2

「ネガティブ感情」を
理解する

仕事でのミスや人間関係のトラブルで、ネガ
ティブな感情になるのはだれにでもあるこ
と。そうした感情と向き合い、バネにすること
ができれば、あなたの心は強くなります。

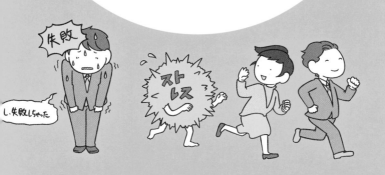

ネガティブな感情は押し殺さない

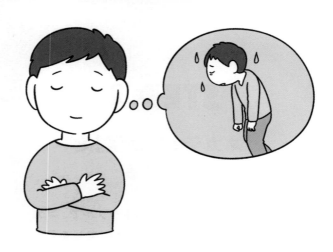

「行動回避」に陥らないためには
失敗やトラブルを恐れすぎない

　失敗やトラブルがあれば、だれにでもネガティブな感情が生まれます。失敗やトラブルは人にとって不快な体験であり、多くの人はその体験を二度と味わいたくないと考えるでしょう。そのため、そのネガティブな感情につながる行動を回避しようと消極的になってしまうことがあります。

　つまり、失敗やトラブル→ネガティブな感情→不快な体験と捉える→不快な体験につながる可能性のある行動を回避する、となるのです。

　このようなメカニズムで、「行動回避」という後ろ向きな態度が

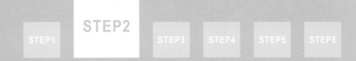

発生します。しかし、すべての失敗やトラブルを避け続けることはできません。そもそも完全になくせるはずもない失敗やトラブルを恐れすぎる必要はありませんし、レジリエンスでは、失敗やトラブルに対する恐れや不安などといったネガティブな感情は否定していないのです。

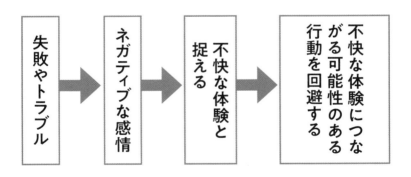

「行動回避」のメカニズム

失敗やトラブル → ネガティブな感情 → 不快な体験と捉える → 不快な体験につながる可能性のある行動を回避する

レジリエンスは
ポジティブ・シンキングとは違う

たとえば、顧客への対応がうまくいかずに怒らせてしまうのではないかと怖くなる、うっかりミスをしてしまって上司に叱られるのではと不安に思う、ノルマを達成できずがっかりしたときなど、こんなときにネガティブな感情が生まれるのは問題ではなく、むしろ

当然のこととレジリエンスでは考えます。

　仕事の納期に間に合わず、取引先に迷惑がかかってしまったなら、当然申し訳ないと罪悪感をおぼえるでしょう。ミスをして上司に叱られたらがっかりします。むしろ、そんなときにネガティブな感情が生じないとしたら、それは極めて不自然なことと言えます。

　レジリエンスはいわゆるポジティブ・シンキングとは違います。なにもかもを無理やりポジティブに捉えようとし、ネガティブな感情を「悪」と考えて押し殺す、ポジティブ・シンキングの自己啓発書にありがちな姿勢と、レジリエンスはまったく異なるのです。ネガティブな感情を含むすべての感情を受け入れ、そのうえで自然体で生きること、それこそが自分らしく生きることではないでしょうか。

ネガティブな感情は
胸にしまわない

　たとえば、販売店の店員や、医療関係といった、人と接する仕事についていると、自分にとって嫌なことやイライラしてしまうことがあっても、不愛想にふるまうわけにもいかず、気丈に接しないといけないでしょう。これを感情労働と言いますが、爆発寸前なのに「仕事だから」と無理に我慢しては、「バーンアウト（燃え尽き）症候群」になってしまう可能性も高くなります。

　また、「パッシブ・アグレッシブ（受動的攻撃行為）」と言って、たとえば、上司に対してイライラしているとき、なにかを言われても無視をしたり、わざと作業を遅らせて上司を困らせようとするタイプ

の人もいます。

　感情労働も「パッシブ・アグレッシブ」も、どちらも自分の感情を押し殺しているのが原因。そうして溜めこんだストレスによって、これまで楽しかったことがつまらなくなったり、幸福感を感じなくなったりします。そのためどこかでネガティブな感情のガス抜きをして、うまくつき合うことが大切なのです。

大切なのはネガティブ感情とうまくつき合うこと

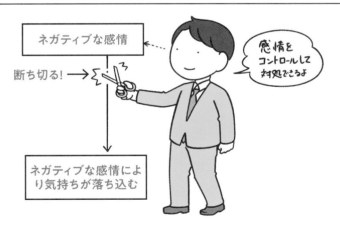

ネガティブな感情

断ち切る! →

ネガティブな感情により気持ちが落ち込む

感情をコントロールして対処できるよ

POINT

ネガティブ感情は自然なもの
うまくつき合ってコントロールしよう

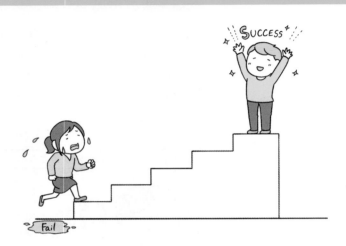

ネガティブな感情を生む
失敗について理解する

　まず、ネガティブな感情を生み出す原因の1つである失敗について理解しておきましょう。

　失敗するのはだれでも嫌なものですし、できれば避けたいものです。しかし、実際には失敗のない人生などあり得ません。

　失敗はたしかに不快な体験ですが、一方で「失敗は成功の素」とも言われます。大事なのは、失敗を恐れたりピンチになって慌てたりすることではなく、失敗についてよく理解し、失敗を恐れずに心の準備をしておくことでしょう。そのためには、失敗体験のあとに私たちの心や体がどう反応するかを知ることが重要です。

　私たちは大きな失敗をしてしまったとき、パニックになって思考

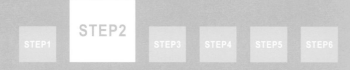

停止し、冷静さを失いがち。それが職場での失敗であれば、単にがっかりするだけでなく、「周囲に迷惑をかけてしまった」という自責の念や罪悪感、羞恥心といったネガティブな感情が一気に噴出してしまいます。

　ネガティブな感情は私たちの行動に大きな影響を与えます。失敗から恐れや不安の感情を抱けば、積極的な行動を回避しがちになります。罪悪感のためにひどく落ち込んでしまう人もいるでしょうし、憂鬱感から引きこもってしまう人もいます。

　中でも羞恥心は、私たち日本人にとってとくに厄介なネガティブ感情かもしれません。「恥ずかしい」と思う感情は日本人が持つ美徳とも言えるものですが、あまりに過剰になると人と関わるのを避けたり、他人に対して服従的な態度をとるようになったりしてしまうこともあります。

失敗が生むネガティブな感情

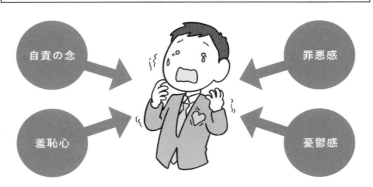

自責の念　罪悪感　羞恥心　憂鬱感

失敗には「良い失敗」と 「悪い失敗」がある

　失敗したときに問題となるのは、失敗によって生じるネガティブな感情に心が支配されてしまうことです。失敗しないために気を遣ったのにもかかわらずミスをしてしまったり、偉大な発明王であるエジソンが、失敗を数多く重ねながらさまざまな発明をするに至ったように、実は失敗には「良い失敗」と「悪い失敗」が混在しているのです。

　もし、あなたがなにか失敗をしたのであれば、その「失敗体験」を冷静に分析して理解することが大切となります。

　ハーバード・ビジネス・スクールのエイミー・C・エドモンドソン教授は、失敗を次の3種類に分類しています。

- **予防できる失敗**
- **避けられない失敗**
- **知的な失敗**

「予防できる失敗」とは、不注意や不勉強によるものです。注意不足によって発生したうっかりミスなどがこれにあたります。また、決められた仕事の手順などを守らなかったために起きた失敗もそうです。きちんと準備をしておくことができたはずなのに、そうしなかったことで発生した失敗も、「予防できる失敗」です。

　小さなミスがあったときには、その原因についてきちんと理解し、予防策を共有することで、さらなる大きな失敗が起きるのを防ぐことができます。それらはすべて「予防できる失敗」なのです。

「予防できる失敗」とは

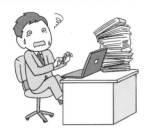

例

仕事量が膨大すぎてケアレスミスをしてしまう

↓

対処法

1人あたりの仕事量が膨大なのは、人手不足な証拠。他部署からの人員移動や新規採用など、職場環境の改善を会社に提案してみる

　一方で、**業務のプロセスやタスクそのものが難し過ぎることで生じる失敗は「避けられない失敗」です。** 自分に裁量権のない仕事で、上司の判断が間違っていたために起きた失敗などは、「避けられない失敗」になります。

　このような失敗のときには、**責任を過剰に感じて自分を責める必要はありません。** それは決して他人のせいにするわけではなく、上司の判断や仕事の環境そのものなどに問題がなかったかと、柔軟で合理的な理解に努めるべきでしょう。

「避けられない失敗」とは

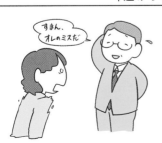

すまん、オレのミスだ

例

上司のミスにより、進行中の企画がなくなってしまった

↓

対処法

そもそも自分のミスではないので、気に病む必要はなし

　もう１つ、「知的な失敗」＝「価値ある失敗」があります。これはたとえば実験的・革新的なプロジェクトでうまくいかなかった、トライ＆エラーの経験などがそう呼ばれます。

　新しいことを試みるときには、「知的な失敗」が多く生まれます。たとえばワクチン開発などの現場では「知的な失敗」が繰り返されて、少しずつ成功に近づこうと努力が続けられます。

「知的な失敗」とは

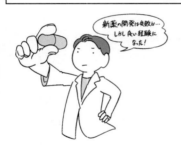

新薬の開発は失敗か…
しかし良い経験に
なった！

　例

新薬の開発に着手したが実証実験で失敗した

↓

対処法

失敗はしてしまったが、今後に向けてのデータが採れたので良しとする

失敗を恐れずに
受け入れて対処する

　実験的な試みが失敗に終わることは「悪」ではありません。トライ＆エラーの試みは小さな「良い失敗」「価値ある失敗」の繰り返しであり、失敗から学んでチャレンジを繰り返すことが非常に重要なのです。

　レジリエンスの高い人は、失敗を恐れません。それが「知的な失敗」であれば、むしろ積極的にその失敗を受け入れ、次の成功のた

めの機会としているのです。

　もし、あなたが失敗をしてしまったのであれば、次の３つの対処法を踏まえて、問題の解決を目指してみましょう。

• **その失敗が「予防できる失敗」か「避けられない失敗」か**
　「知的な失敗」の３種類のうち、どれに当たるのか分類する
• **失敗したからといって、不必要に自責の念を持たない**
• **失敗の種類に応じて適切に対処し、失敗から積極的に学ぶ**

　スポーツ選手にはレジリエンスが高い人が多いとされています。たとえば、フィギュアスケートの羽生結弦選手は、2011 年の東日本大震災を活動拠点だった仙台で経験しました。自宅が被害を受け、避難所生活を強いられた羽生選手。通っていたスケートリンクも被害を受けており、使用可能なリンクを転々として練習する中で、自分はこのままスケートを続けてよいのだろうか、と思い悩んだそうです。

　しかし、同じ東北高校の野球部がボランティア活動をしながら春のセンバツ高校野球大会へ出場する雄姿に力をもらい、逆境を克服し、いまではだれもが知る一流選手となったのです。

POINT

失敗を恐れすぎない
「良い失敗」からは学ぶことが
できる

つらい経験は自分をちょっと強くする成長薬

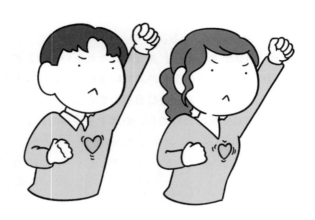

トラウマ後のポジティブな成長
それがPTG

つらい経験をして、その後素晴らしい成長を遂げる人がいます。予期せぬ問題に直面し、つらい経験を経て、それを乗り越えることによって心理的な成長を果たしたのです。

たとえば、少年マンガの主人公などはこれに当てはまります。想像していなかったような強敵を目の前に一度は倒れてしまっても、その経験を糧に努力し、パワーアップして再挑戦します。

そのような成長を果たすためには、困難や苦しみから逃げ出してはなりません。それが不快な経験であっても、精神的な痛みを感じようとも、勇気を持ってその困難や苦しみを乗り越えた人だけがそのような成長を得られるのです。この変容は「PTG（ポスト・トラ

STEP2

STEP1　　STEP3　STEP4　STEP5　STEP6

ウマティック・グロース＝トラウマ後の成長)」と呼ばれます。

　アメリカ・ノースカロライナ大学のリチャード・テデスキ博士は
これを「非常に挑戦的な人生の危機でもがき奮闘した結果起こるポ
ジティブな変化の体験」と定義しています。もがき苦しみながらも、
努力に努力を重ねて危機を乗り越えたときに、その人の内面で生ま
れる「ポジティブな変化」がPTGなのです。

PTGを経験した人の
5つの変化

　修羅場を乗り越えてPTGを経験した人には、次のような5つの
変化が見られるとされます。

- 「生」に対しての感謝の気持ちが増す
- 深い人間関係が築かれる
- 大きな危機を乗り越えた自分の強さへの気づき
- 新しい価値観
- 人間の存在や霊性についての意識が高まる

　まず1つめの「『生』に対しての感謝の気持ちが増す」というのは、
自分が生きていられることに対する感謝の気持ちが増し、小さな出
来事にも大きな喜びを感じられるようになります。

　2つめの「深い人間関係が築かれる」は、自分が逆境に陥ったと
きに助けてくれた人と、それまで以上の深い人間関係が築かれると
いうこと。逆に、親友だと思っていた人が助けてくれないこともあ
り、深い人間関係の一方でそれまでの友人を失うこともあります。

　しかし、この経験によって自分にとっての「真の友人」を知ることにもつながります。

　3つめの「大きな危機を乗り越えた自分の強さへの気づき」は、単なる自信ではありません。これまでの自分の弱さを自覚したうえで、それを受け止め、改めて自分の強さを正確に認識できたことからくる自信なのです。

　4つめの「新しい価値観」は、感謝の念や「真の友人」を得たこと、自己の強さを認識できたことによって視野が広がり、これまでとは違った価値観や人生観が生まれてくることです。

　5つめの「人間の存在や霊性についての意識が高まる」は、命の危険を伴うような苦境を乗り越えた人には、人間の存在や霊性についての意識が高まるというもの。これは決して宗教的な話ではなく、より根源的で深い意識の目覚め・気づきだと考えられます。

PTGを経験した人の5つの成長

- 深い人間関係が築かれる
- 「生」に対しての感謝の気持ちが増す
- 大きな危機を乗り越えた自分の強さへの気づき
- 新しい価値観
- 人間の存在や霊性についての意識が高まる

PTGの代表格
松下幸之助さんの危機

PTGを経験した代表例としてあげられるのが、松下電器（現・パナソニック）の創業者で「経営の神様」と呼ばれた松下幸之助さんです。彼は戦時中、当時の国策に逆らえず、本業とは無関係な軍需物資を生産せざるを得ませんでした。しかし、日本が敗戦を迎えたあと、GHQ（連合国軍最高司令官総司令部）は松下電器を軍需産業とみなしたうえで、三井・三菱・住友・安田などと同じ財閥に指定。そのためすべての資産が凍結され、グループ会社も解体されてしまったのです。

彼は巨額の負債を抱えただけでなく、戦争犯罪者として公職追放の対象にもされました。会社を立て直そうにもなにもできず、財産はゼロどころか借金をしなければならないほどの巨額のマイナスです。

先の見えない不安、自分の力ではどうにもならない状況に対する無力感、従業員に対する罪悪感、それらのネガティブな感情は彼の精神を蝕み、酒量を増やし、それでも眠れずに、睡眠薬を服用するようになりました。

危機の中で考え
そこから生まれたPHP運動

まさに命にかかわるような危機を経験しましたが、決してネガティブな感情に支配されたままではいませんでした。彼はこの時期、まずはなぜ自分がこのような苦境に陥ったのか、なにが原因だったのか……と、考えに考えたと言います。

　「経営の神様」ともてはやされた自分に、驕りの気持ちがあったかもしれない。日本を助けるためとはいえ、軍に協力したことが正しくなかったかもしれない。しかし、なによりも、日本が勝ち目のない戦争に向かってしまったことが問題だったのではないかという考えに彼は至りました。

　では、日本が二度と戦争をしないためにはどうすればいいのか。その答えを探すため、彼は昭和21年（1946年）11月3日にPHP研究所を発足します。

　PHP研究所のHPには以下のような彼の言葉が載っています。

「自然界に生きる鳥や獣は山野を嬉々として飛びまわっている。それなのに、万物の霊長といわれるわれわれ人間が、なぜこれほど不幸に悩み、貧困に苦しまなければならないのか、これが人間本来の姿なのだろうか。いや、決してそうではあるまい。人間はもっともっと物心ともに豊かな繁栄のうちに、平和で幸福に生きることができるはずだ。現に人間だけが、太古の昔から今日に至る間に、精神的にも物質的にも驚くほどの進歩発展をなし遂げてきている。だから、必ずどこかに、繁栄、平和、幸福につながる道があるはずだ。それをなんとかして求めてみたい。」（出典：PHP研究所HPより）

　PHPとは平和（Peace）、幸福（Happiness）、繁栄（Prosperity）の頭文字をとったもので、「繁栄によって平和と幸福を」という意味でした。平和なしには繁栄も幸福もなく、経済的な繁栄なくしては平和も維持できない、という彼の理念が、PHP研究所の名前には込められていたのです。

　彼は公職追放により仕事はできませんでしたが、PHP運動を広

めるために自らビラを配ったりするなど、持てる時間のすべてをこの活動に費やしました。やがて 1950 年に松下電器に対するさまざまな規制が解除されると、彼は一部を除く PHP 運動を中止し、再び経営に専念して松下電器を世界的な企業へと成長させます。

　しかし、彼はだれもが知る成功者となっても、PHP 運動の理念を忘れることはありませんでした。60 代半ばで第一線を退くと、再び PHP 研究所の活動に本腰を入れるようになったのです。

　彼は戦後に見出した PHP 運動という「新しい価値観」を見出していました。そして PHP 研究所の活動はいまも続いています。

松下幸之助さんの危機からの立ち直り

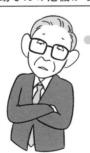

戦後GHQの規制

資産の凍結

公職追放

etc.

なにが
悪かったのだろう……

戦争がイカン!

平和（Peace）と
幸福（Happiness）と
繁栄（Prosperity）を!

POINT

PTGを経験した人は
飛躍的な成長を遂げる

失敗しても
「無力感」を感じる
必要はない

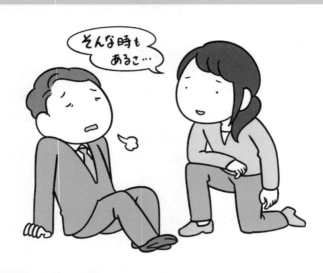

そんな時も
あるさ…

ネガティブな感情が
無限ループすると危険

　人間だれしも仕事や人間関係での失敗が重なってしまうと、無力感を「学習」してしまいます。すぐに気持ちを切り替えられればよいのですが、一番悪い状況は、この無力感が際限なく拡大してしまうことなのです。

　たとえば、1つの仕事でミスをすると、ほかの仕事でもミスをしてしまうのではないかと、不安に感じることでしょう。また、上司から叱られたときに、その光景を見ていた周囲のだれかが自分のことをよく思っていないのでは？　と感じたりもするでしょう。

　このようになにか1つのことで無力感を感じると、ほかのことま

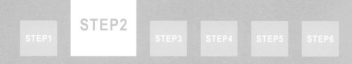

で悲観的に考えてしまい、心がすっかり落ち込んでしまうこともあるのです。

これは大げさなようにも思えますが、人間はなにか1つのことで大きな失敗をすると、そこから生まれてくるネガティブ思考が本人の心の中で無限ループして、ついには抜け出せなくなってしまうことがあります。

この無限ループがずっと続いていくと、会社に行く気力がなくなったり、他人とのコミュニケーションが取りづらくなってしまったり、といった問題へとつながってしまうのです。

拡大するネガティブな感情

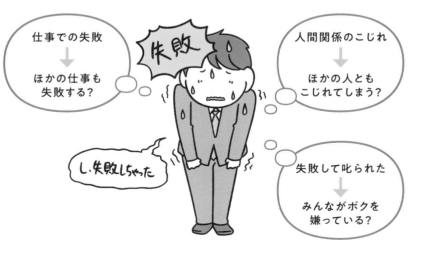

無気力がクセになる
「学習性無力感」

　仕事での失敗などネガティブな感情の原因となる経験が重なると、無気力になることがクセになってしまいますが、アメリカ・ペンシルバニア大学心理学部教授のマーティン・セリグマンはこれを「学習性無力感」として提唱しました。

　この「学習性無力感」のメカニズムは、以下のとおりです。

①不快な体験(失敗など)が起こる

②自分には状況を変えられないと認識する

③この不快な体験が将来も続くだろうという

　悲観的な考えが生まれる

④自分には将来も状況をコントロールできないと認識する

⑤無力感を学習する

　この「学習性無力感」をブラック企業に勤める社員に当てはめてみましょう。

①仕事が膨大すぎて納期に間に合わない……

②上司に頼み込むしか、この状況を打開できない、

　しかし、叱られるだろうなぁ……

③今回はなんとかなったとしても、今後もこういうことが

　起きるのだろう

④転職を考えてみたけど、そんなことする時間もない

⑤自分は無力だ……

というような形になります。

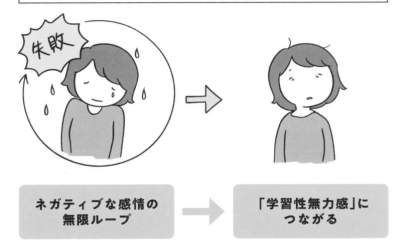

学習性無力感とは

失敗

ネガティブな感情の
無限ループ

「学習性無力感」に
つながる

セリグマン博士による
犬を使った実験

　セリグマン博士は「学習性無力感」を研究するうえで、面白い実験を行いました。

　まず、パブロフの条件づけをされた犬を用意します。パブロフの犬といえば、犬にベルの音を聞かせながらエサを与える、という行動を繰り返していくと、条件反射によりベルが鳴るだけで犬はヨダレを分泌するようになる、というもの。

　このパブロフの条件づけされた犬を箱の中にいれます。次に高い音を鳴らしながら、静電気程度の電気ショックを与えることで、犬が

「怖い」という感情を学習して、再度高い音が鳴ったときに、箱の中から飛び出るかを観察しました。

　博士自身、高い音が鳴れば、犬は自分の危険を察知して箱から飛び出すと考えていたのですが、結果として犬が箱から出ることはなく、ただ鼻を鳴らすだけでした。

　これは犬が「たとえ電気ショックを恐れて箱の中から出たとしても、どうせ実験の続きをするためにまた箱の中へ戻されるのだろう」と学習したことにより「諦めるクセ」がついたから、という結論に博士は至ったのです。

犬と父親を重ねる
セリグマン博士

　予想を覆した犬の行動を見て、セリグマン博士は自身の父親のことを考えていました。

　博士の父親はとても真面目で、自身の健康よりも仕事を優先するハードワーカーでした。それが原因で50歳の手前という若さで病に伏してしまい、博士が見舞いに行くと、父親は自分にはなにもできないという無力感に打ちひしがれていたそうです。

　この父親の悲壮感漂う姿と、実験で電気ショックを与えられても箱を出ることを諦めてしまった犬を博士は重ね合わせて「学習性無力感」の発見に至ったのでした。

　博士の父親はその勤勉さゆえに倒れました。日本人は世界的に見ても勤勉だと言われていますが、皆さんは日ごろからハードワークをして体や心が疲れきってはいませんか?

　私たちは大きな失敗から無力感を感じがちです。そして失敗やミスが続くと自分が不快なだけではなく、周囲にも迷惑がかかりますし、会社からも評価されないという恐れがあるでしょう。しかし、失敗を過剰に恐れる必要はないのです。むしろなによりも怖いのは、失敗から「無力感」を学習してしまうことなのです。

セリグマン博士の発見

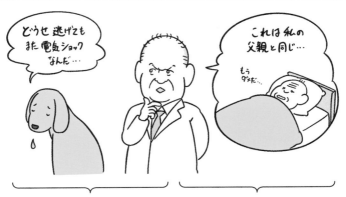

電気ショックから逃れることも、実験から逃れることもできない、と諦めるクセがつく

勤勉だった父親が病床に伏せると、実験での犬のように無力感を感じていた

POINT

一番怖いことは「無力感」を学習してしまうこと

PART 05 失敗を恐れず トライすることが 大事

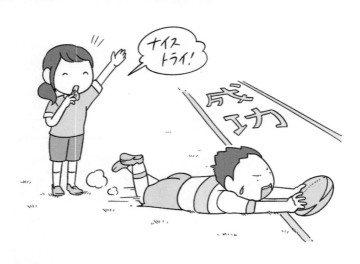

失敗を恐れず ちょっとだけ無理をしてみよう

　コロナ禍以降、仕事ばかりの生活が続いてガス抜きをする時間がなく、その疲れからケアレスミスをしてしまう、リモートワークで社内の人とコミュニケーションが取りづらくなった、など厳しい状況が続いている方も多いことでしょう。

　こうした状況で必要になるのは、失敗を恐れず前に進むことです。失敗を恐れてばかりいては、なにも生まれません。

　いま、多くの人に求められているのは、ちょっと「無理」をすることかもしれません。

「無理をする」というのは、結局は精神的に疲れてしまい、心が折

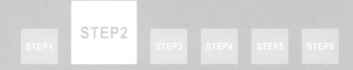

れてしまうのではないかと思うかもしれません。しかし、ここで言う「無理」は、「無謀」や「無茶」とは意味が違います。

たとえば、十分な貯蓄や協力してくれる親友などがないのにもかかわらず、いままで勤めてきた会社を早期退職し、新しく起業したりすることは「無謀」です。また、コロナ禍での医療従事者が感じている不眠不休で行う心身の限界を超えた過大な業務は「無茶」であると言えるでしょう。

レジリエンスにおいての「無理をする」というのは、合理的で柔軟な思考を持ちながらチャレンジすることです。そのチャレンジがたとえ失敗に終わったとしても、速やかに立ち直り、失敗から学ぶべきことを学び、より賢くたくましくなって新たな挑戦をしていくのです。つまり大切なのは、トライ＆エラーを繰り返しながら学んでいくことです。

行動回避する人は
幸せにはなれない

新しい試みや仕事に対して「無理」と言いながら行動回避しようとする人の内面には、ある共通した心理があります。それが「失敗に対する恐れ」です。「失敗は悪だ」「面倒なことは避けたい」という心理が、失敗につながるリスクを避けようとし、そのため行動を回避するようになるのです。

たとえば、あなたが上司から、社内の新規プロジェクトのリーダーを任されたとします。リーダーといえば責任が重いですし、ほかの

メンバーとのコミュニケーションがうまくいくかどうかも定かでは
ありません。

　しかし、一度「無理」と言ってしまうと、「学習性無力感」のよ
うに、諦めるクセがついてしまって、今後違う仕事を頼まれたとし
ても、また断ってしまうことにつながります。

　こうした行動回避のクセのある人は、失敗を恐れるあまり、自分
の心理上、安心できるほうへ行動してしまいます。それでは、困難
を達成したときに充実感や達成感を体験する機会も少なくなりま
す。つまり行動回避のクセのある人は、幸せを自ら遠ざけてしまっ
ているとも言えるのです。

行動回避はクセがつく

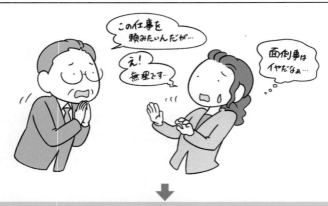

この仕事を
頼みたいんだが…

え！
無理です…

面倒事は
イヤだなぁ…

↓

失敗することへの不安ではなく、その先の幸福感や達成
感のためにチャレンジ！

逆境に立たされた
コロナ禍の飲食業界の例

　自分は変わるんだ、と決意しても先行きが見えない状況というのはだれしも不安になるものです。しかし、逆境から立ち直るには前に進むことが大切です。これはコロナ禍における飲食業界のケースが例としてあげられます。

　政府から営業時間の自粛を受けた飲食業界は、それによる客足の減少で危機に見舞われました。政府からの援助もあまり期待できず、当面の家賃や人件費が払えるのかも不透明。まさに八方塞がりの状況です。しかし、中にはコロナ禍にすぐさま対応し、感染防止策を徹底した営業方法を模索したり、テイクアウトに活路を見出そうとしている人々がいました。

　正解の見えない状況の中で、「これはどうだろう」と思ったことが、やってみたらうまくいかない、ということもあるでしょう。それでも、そこから学んで先に進もうとすることにしか未来はありません。失敗を恐れて行動を先延ばしにしていては、事態はまったくよくならないのです。大切なのは、その失敗から速やかに立ち直れるレジリエンスを持ち、またチャレンジを繰り返すことなのです。

POINT

逆境や困難を打破するには
まずチャレンジしてみること

ネガティブ感情は
すごいパワーになる

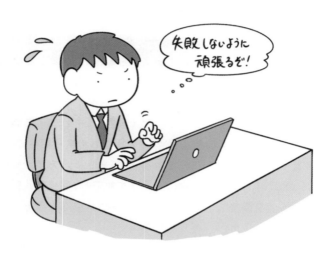

失敗しないように
頑張るぞ!

ネガティブな感情は
ときに大きな力になることも

　失敗からネガティブな感情が生まれ、そこから無力感を学習してしまうことがある、と解説しましたが、PART01にもあるようにネガティブな感情それ自体は「悪」ではなく、人間つねに「ポジティブであれ!」ということもありません。

　そして、ネガティブな感情はずっと続いてしまうと悪影響になりますが、実は悪いことばかりではありません。大切なのは、ネガティブな感情をただ「悪」として毛嫌いするのではなく、その感情の特徴を理解して、自分のプラスとなるようにコントロールすることです。つまり、いろいろな感情の持つ両方の側面を理解し、役に立て

STEP2

STEP1 STEP3 STEP4 STEP5 STEP6

ようとする態度が重要なのです。

　怒りや恐れや不安を感じるのは、人間としてごく自然なことです。それらのネガティブな感情に振りまわされてしまうことさえなければ、ネガティブな感情が出てくること自体は悪いことではありません。

　ネガティブな感情には、一方でポジティブな側面もあります。それはネガティブな感情が原因でこれまでになかったような思わぬ力が生まれることもあるということです。

ネガティブな感情を
ポジティブな力に

　ここで人間が感じるネガティブな感情を「怒り」「恐れ」「不安」「恥」の４つに分類して、どうやってポジティブな力に変換するか考えてみましょう。

　まず「怒り」の感情から生み出されるポジティブな側面は、本人の中で正義感が芽生え、秩序を守ることにつながったり、怒りの感情をそのまま原動力に変換することで、自分自身のやる気につなげることができる点です。「ナニクソ精神」という言葉がありますが、これと近いニュアンスになります。歴史の話でたとえても、革命家と呼ばれる人々は、不満や不平等の渦巻く社会への怒りを力に変えて、革命活動へと至ったはずです。もし、自分の中で「許せない！」ということがあれば、まずは周囲の環境から変えていくと、問題の解決にもつながるでしょう。

　次に「恐れ」の感情です。これまでもお話したように恐れること
は悪いことではありません。それは同時に心身に危険を及ぼすよう
なリスクから身を守るための自衛の感情です。仕事でミスをして、
上司から怒られたくない、という恐れは、普段よりも慎重な仕事の
進行へつながり、さらにミスの防止へとつながるのです。

　また、「不安」な感情は、将来的に不透明なことから自分の身を
守ることができます。たとえば、あなたがステップアップの意味を
込めて転職活動をしようとしているとき、よい実績もなく転職活動
をするのは不利だと思うことでしょう。こうした不安な感情は「転
職のために必要な資格を取ろう！」とか「転職先は英語を使えない
とダメだから、英語力をビジネスレベルにまで引き上げよう」といっ
た念入りな準備にもつながりますし、同時に本人のモチベーション
にもつながります。

　最後に「恥」の感情です。恥ずかしいと思うのは、周囲の人々か
らの中傷や批判から自分を守ることができます。単純に恥ずかしい
から逃げ隠れしよう、ということではなく、羞恥心を持つことによっ
て自分の気持ちや考えを周囲に同調させる、つまり協調性が取れる
ということです。

　このようにネガティブな感情がポジティブな役割を果たすケース
はたくさんあります。また、すでにこれらのことを経験している人
も多いでしょう。たとえば、就職活動の面接練習で「短所を長所に
変えましょう」と言われたことがないでしょうか。これも同じよう
に、自分のネガティブな部分をポジティブの力へと変換することが
大切なのです。

ネガティブな感情をポジティブな力に変換

怒り	
↓	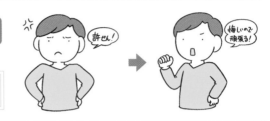
怒りをやる気に変える	

恐れ	
↓	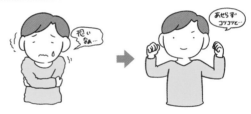
いつもより慎重に 事を進める	

不安	
↓	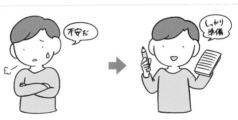
先が見えないので、 準備を怠らない	

恥	
↓	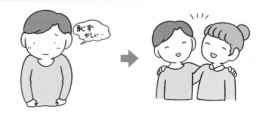
協調性を大切にする	

感情調節力を
身につけよう

　レジリエンスの高い人は、感情のネガティブな側面をコントロールしながら、ポジティブな側面を臨機応変に活用できる感情調節力を持っています。

　この感情調節力を鍛えるには次の3つが必要とされています。

・**現実を直視する**
・**物事をしなやかに柔軟に捉える**
・**合理的な思考を持つ**

　怒りや恐れ、不安などのネガティブ感情をコントロールできずに支配されてしまうのではなく、現実を正確に理解し、柔軟に対応策を考え、合理的な思考を持って行動することが感情調節をするためには大切です。レジリエンスに基づくそのような態度は、根拠のないポジティブ思考とはまったく違う、地に足の着いた態度です。無理にポジティブになろうとする必要はないのです。

　PART03で紹介した松下幸之助さんのように、成功した起業家たちのライフストーリーを紐解くと、逆境を経験することで生まれたネガティブな感情を原動力にして、ポジティブな行動につながっているケースが実に多いことに気づかされます。

　そのような人たちは、「社会に対しての怒り」からダイナミックな行動を起こしたり、「自己に対しての羞恥心」によって逆に奮起したりしています。そして、逆境によるネガティブな感情から生まれたエネルギーを「持続可能な熱意」に転じ、昇華させてきたのです。

イチローの
リベンジ

　なにかに対して「リベンジ」をする、というのはよく耳にすることでしょう。たとえば、元プロ野球選手のイチローさんが例としてあげられます。

　彼は2009年に行われたWBC（ワールド・ベースボール・クラシック）にて、日本代表として選ばれ、優勝を目指して戦うことになりました。しかし、高いパフォーマンスを期待されながらも、イチローさんはその大会で成績不振に悩まされます。

　そんな中、チームは勝ち残って韓国との決勝戦に進みます。同点で迎えた延長10回の表、一打勝ち越しのチャンスでイチローさんに打順がまわってきます。チームの勝利、そして優勝にかかわる大事な場面で迎えたチャンス。押しかかるプレッシャーの中、彼は見事なセンター前ヒットを放ち、優勝の立役者となったのです。

　この決勝戦の前まで悩みに悩み、一部のファンからはバッシングを受けたイチローさん。しかし、彼はその逆境を力に変えて、リベンジを果たすのと同時に、最終的には日本を優勝へと導いたヒーローとなったのでした。

POINT

無理にポジティブにならない
ネガティブな感情を力に変える

61

活力を「奪う」人と「与える」人

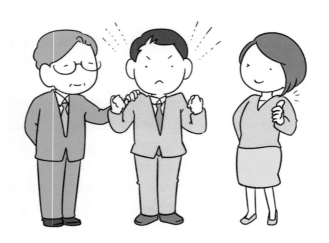

感情はほかの人に波及しやすいもの

　人間の脳には、相手の感情を鏡のように反映する「ミラーニューロン」という神経細胞があります。

　そのため、他人の感情が無意識のうちに流れ込んできて、それに影響されてしまうことがあります。

　たとえば、職場の上司がいつもイライラ、ピリピリしている人だったりすると、職場全体の空気がピリピリしてしまうことがよくあります。また、いつも後ろ向きで悲観的な態度の人と一緒にいて、自分もどんよりした気分になったという人もいるかもしれません。感情は周囲の人にとても波及しやすいのです。

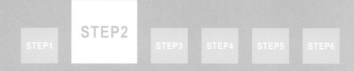

活力を吸い取る
感情バンパイアに気をつけろ

　ここで気をつけたいのは「感情バンパイア」という存在です。「感情バンパイア」とは、相手の感情にネガティブな影響を与え、その人と接するだけで活力が吸い取られるように感じさせるタイプの人です。たとえば「使えないな」とか「全然仕事ができていないじゃないか」といった言動を取ることで、周りの人の自己肯定感を下げ、元気を失わせてしまいます。そのため、身近に「感情バンパイア」がいる場合は、少し距離を置いてみたりなど、工夫が必要です。

　その一方で、いつも元気で愛想がよく、自分や周囲の人に元気や活力を分けてくれるような人もいます。このようなタイプの人は「ポジティブ・エナジャイザー」と呼ばれます。

　身近にどちらのタイプがいるかで、職場や家庭の雰囲気は大きく変わってきます。

　このように、感情は人から人へと波及しやすいものなので、ネガティブな感情が強い人（感情バンパイア）と働くと、自分もネガティブな気持ちになりがちですし、「感情バンパイア」のタイプの人がリーダーを務めているチームは全体の雰囲気が悪くなり、良い成果を上げることは難しくなります。

　しかし、上司や家族などにそのようなタイプの人がいた場合、簡単に離れることは難しいでしょう。そのような場合でも対処できるように、ネガティブな感情に支配されない心の強さ、つまりレジリエンスを高める必要があるのです。

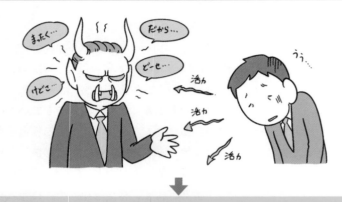

感情バンパイアにご用心！

「感情バンパイア」により自己肯定感ややる気が低下。
可能な限り距離を置くようにしよう

幸せな感情も
周りに波及する

　ネガティブな感情が周囲に波及する一方で、「ポジティブ・エナ
ジャイザー」のように、幸福感などのポジティブな感情もまた人から
人へと波及します。

　「人格は、最も多くの時間を共に過ごしている5人の平均として形
成される」と言われますが、STEP1のPART03で、子どものレジリエン
スの形成は親のレジリエンスの高さが影響するとお話したように、
周囲のどのような人間と過ごすかで、人の感情は大きく違ってきま
す。そのため、普段どんな人と過ごすべきなのかはとても大切になり

ます。自分が幸せになりたいのであれば、「ポジティブ・エナジャイザー」タイプの人と過ごし、嫌な気持ちや不安や恐れなどのネガティブ感情を抱きたくなければ、「感情バンパイア」タイプの人には近づかないほうがよいでしょう。

　逆に、自分自身が無意識のうちに「感情バンパイア」になってしまっていることもあるかもしれないので、気をつけたいですね。

「感情バンパイア」と「ポジティブ・エナジャイザー」

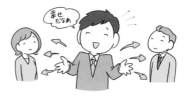

感情バンパイア

対処法
可能な限り距離を置き、自分も「感情バンパイア」にならないようにしよう

ポジティブ・エナジャイザー

対処法
「ポジティブ・エナジャイザー」タイプの人とは接点を多く持つようにする

POINT

「感情バンパイア」とは
極力かかわらないようにしよう

ネガティブな感情の コントロール方法

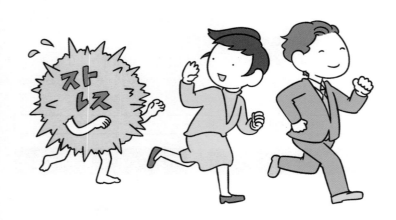

ネガティブな感情に 「ラベルづけ」をする

　ネガティブな感情が自分の中で発生したとき、ポジティブな力に変えるほかにも、感情調節は以下のような方法でもできます。

- 感情の「クールダウン」
- 感情の「ラベルづけ」
- 感情の「気晴らし」

　1つめの「クールダウン」はp72からのコラム（3分間マインドフルネス呼吸法）で紹介します。

　3分間マインドフルネス呼吸法により、感情をクールダウンしたあと、次に行うのは感情に「ラベルづけ」をすることです。

　これはストレスや失敗によって発生したネガティブな感情を「ラベルづけ」することによって、自分の内面でモヤモヤしている感情を「見える化」するということです。この「見える化」によって、自分がいまどのような感情を抱いているかを認識することで、その解決法を考えることに意識を向けることができます。

　脳科学の研究によると、自分が感じている感情を「ラベルづけ」すると、脳の抑制機能を司る大脳皮質を活性化され、恐れなどを感じる中枢である偏桃体を鎮めることができると言われています。

　つまり、自分がネガティブな感情を抱いたときに感情の「ラベルづけ」を行うことで、一時的にでもその感情を断ち切ることができるのです。

　また、「ラベルづけ」を行うときは、たとえば「不安」を抱いたらそれをラベルづけして終了、ということにはせず、「不安」からくる「恐れ」のように連鎖的に出てくる感情を「一次感情」「二次感情」として整理をします。そうして自分の感情に距離を置いて向き合うことで、思わず感情的になって周囲に当たるなどの、感情にまかせた問題行動を防げるのです。

　感情の「ラベルづけ」は自分だけで行うのも充分有効ですが、信頼できる友人や家族などと対話することによって、より容易になります。たとえば、「上司に怒られたときどう感じた？」「普段仕事をしているときどんな感情になりやすい？」と質問をしてもらったりすることで、自分で気づけなかったネガティブな感情を発見することもあります。

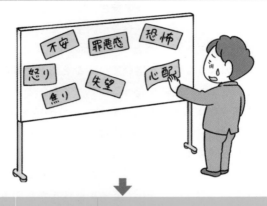

感情の「ラベルづけ」

「心配」や「不安」、「焦り」などの感情を実際にラベルづけしてみる

「気晴らし」をして
気持ちを切り替える

　ネガティブな感情を調節するには、「気晴らし」をするという方法もあります。感情をコントロールするための「気晴らし」は以下の4つに分類されます。

- **「運動系」**
- **「音楽系」**
- **「呼吸系」**
- **「筆記系」**

「運動系」の気晴らしにはエクササイズやダンス、サッカーや野球な

どの各種のスポーツなどが当てはまります。こうした有酸素運動は、心を落ち着かせたり、前向きな気持ちにさせてくれるβ-エンドルフィンを分泌します。

　たとえば、すぐにはじめられるもので言えば、毎朝30分はジョギングしたりなどすれば、その日1日を前向きに過ごすことができるでしょう。

「音楽系」の気晴らしは音楽鑑賞や実際に演奏したり、カラオケで歌ったりすることが効果的です。音楽に没入すると、脳から快感ホルモンであるドーパミンが出て、脳にポジティブな影響を与えてくれます。しかし、「パンク・ロック」や「ハードロック」のような激しいジャンルの音楽は、精神を攻撃的にさせる可能性もあるので注意しましょう。

「呼吸系」の気晴らしにはヨガや瞑想、早足散歩があげられます。もし仕事中にイライラしてしまった場合は、昼休みに外に出て「早足散歩」をするだけでもかなりの気分転換になるでしょう。この呼吸系の気晴らしにより、感情をコントロールするセロトニンが分泌され、精神的に良い影響が出ます。

　最後に「筆記系」の気晴らしですが、これは日記やブログなどが当てはまります。自分が感じたネガティブな感情を実際に文字として書き出してみることは、気持ちをクールダウンさせるために、非常に効果的です。

　しかし、近年多くの人が使っているSNSにネガティブな発言をすると、それを閲覧した人にも伝染することがあるため、使い方には気をつけましょう。

69

「気晴らし」のための４つの方法

「運動系」の気晴らし

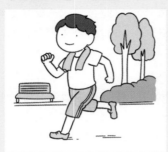

エクササイズやダンス、各種のスポーツなど有酸素運動を行うことで、β-エンドルフィンが分泌し、心が落ち着く

「音楽系」の気晴らし

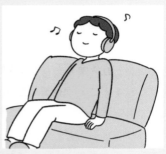

音楽鑑賞や演奏、カラオケで歌ったりすることでドーパミンが分泌され、ポジティブになれる

「呼吸系」の気晴らし

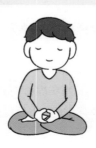

ヨガや瞑想、早足散歩など。精神の安定作用があるセロトニンが分泌され前向きな気持ちになれる

「筆記系」の気晴らし

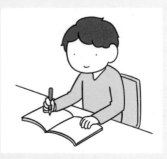

日記やブログなど。感じていることを実際に書いてみることは、気持ちをクールダウンさせる効果がある

「フロー状態」になって
意識の切り替えをしよう

「気晴らし」の方法は、前述した4つには限りません。寝ることや、釣りをするなどで気晴らしになれば、それで十分ですし、自分が夢中になれたり、没頭できる趣味を行うことが、ストレスの解消やネガティブな感情の抑制につながります。

　また、このようななにかに夢中になったり没頭したりしていると、究極的な集中状態、通称「フロー状態」と呼ばれる状態になることがあります。

　よくスポーツの世界では「ゾーンに入る」とか「無我の境地」などと呼ばれたりしますが、たとえばサッカー選手であれば相手の動きが止まって見えたり、野球選手であればピッチャーの投げた球が止まって見えたりすることがあるようです。

　こうした「フロー状態」で趣味を行うことによって、気持ちを切り替えることができるのです。

「気晴らし」はなるべく早く行うのが大切とされています。たとえば休みの前日に良くない体験をしたら、休みに「気晴らし」をして、長く引きずらないことが大事なのです。

POINT

ネガティブな感情は「ラベルづけ」、
そして早いうちに「気晴らし」する

3分間マインドフルネス 呼吸法

ネガティブな感情に陥ったり、大きなストレスを感じたときのクールダウンの方法として科学的に実証され、認知療法としても使用されている「3分間マインドフルネス呼吸法」というものがあります。

前述した「ラベルづけ」や「気晴らし」も感情調節の方法として非常に有効なのですが、まずはこの呼吸法を行うことで心身ともにリラックスさせることが重要となります。

実際にこの呼吸法を行う前に、まずはオフィスの中や近くの公園などの邪魔が入らないような静かな場所へ行き、座れる場所に腰を下ろしましょう。このとき目は開けていても閉じていてもかまいません。自分がよりリラックスできる体制を整えてください。

リラックスすることができたら、次のような手順で呼

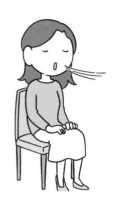

吸法を行います。

① 4秒かけながら、鼻から息をゆっくり吸い込む

② 6秒かけながら、鼻から息をゆっくりと吐く

③ 呼吸へと意識を向けながら、①〜②を3分間続ける

　この呼吸法では、心臓や脳の付近などとくに自分の中でモヤモヤしている部分から息を吸って、吐くような感覚で行うとより効果的です。

　3分間という短い時間で行えるため、普段の生活でストレスやネガティブな感情を感じたら、ぜひ行ってみましょう。また、大事なプレゼンや会議の前で緊張感が増したとき、ここ一番で集中したいときなどにも使える呼吸法となります。

　最初のうちは慣れないかもしれませんが、続けることによって徐々に慣れていくことができるはずです。

STEP 2

理解度チェック

- □ ミスやトラブルによる不快な経験は
  「行動回避」を引き起こしてしまう

- □ 「予防できる失敗」は環境の改善、
  「避けられない失敗」は自責の念に捉われない、
  「知的な失敗」は次につなげよう

- □ PTGによって人はたくましく成長できる

- □ 失敗したときに注意すべきは
  「無力感」を感じないようにすること

- □ 行動回避せずに、まずはチャレンジしてみる

- □ ネガティブな感情をバネにして、
  ポジティブな力にしよう

- □ 「感情バンパイア」ではなく
  「ポジティブ・エナジャイザー」を味方にしよう

- □ 感情のコントロールは「クールダウン」
  「ラベルづけ」「気晴らし」の3つで行う

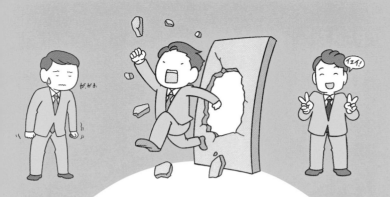

STEP 3

自信を生み出す

レジリエンスを高くするには、強い自信を持っていることが大切です。そうした強い自信は「自己効力感」や、高い希望に裏づけされた、心の強さなのです。

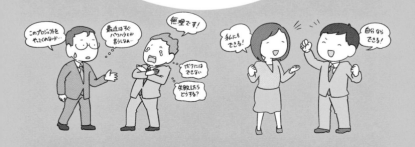

PART 01 自信がなくなるのは 心が弱っているせい

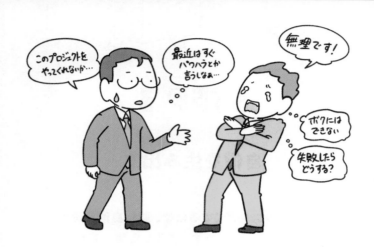

自信を持てない人たちは
チャレンジできない

　日本人は他国に比べて自分に自信がない、と言われています。2019 年に日本財団が行った『18 歳意識調査「国や社会に対する意識」』において、「自分で国や社会を変えられる」という質問に、発展著しいインドでは 83.4 ％が当てはまると答えたのに対し、日本ではわずか 18.3 ％となっています。

　この結果が指し示すように、現在多くの職場では若手社員を中心に、なにか仕事を頼まれたときに「無理です」と言ってしまう人が増えているようです。

　そのような若手社員たちを指導するマネジャーや上司の人々も、

このような若手社員たちへの対応に困り果て、心が疲れてしまっています。

　さらに「セクハラ」や「アルハラ」など、「〇〇ハラスメント」の問題も増えているうえ、根性論を出せば時代錯誤だと言われるため、上司は八方塞がり。こうして人間関係がこじれてネガティブな感情を抱き、自信の喪失につながってしまっているのです。

　そして、経営者の人々もまた、自信が持てずにいます。時々刻々と物事が移り変わる現代では、過去の成功体験もあてにならず、このような状況下での意思決定は会社の存続にも影響を及ぼしかねません。とくにコロナ禍の中で、多くの企業やお店が苦境に立たされていることが、このことを如実に表しています。

自信を失うネガティブな感情の
根源にあるものとは？

　レジリエンスが低い人は自分に自信が持てず、心理的に停滞している状態。それが心の健康にも悪影響を及ぼし、心が折れやすくなってしまいます。

　そんな自信が持てない人が選ぶ道、それは「現状維持」です。自信がないからこそ失敗を恐れてチャレンジすることができず、変化を恐れてそのままでいることを望んでしまうのです。

　しかし、後ろ向きな態度にならず、好機と捉えてチャレンジしなければ、その先に待つ達成感や幸福感を得たり、仕事で成功することはできませんし、自分自身を高めていくこともできないでしょう。

それどころか、じりじりと悪い状況へと後退することになりかねません。

　それでは人はなぜ現状維持を選んでしまうのでしょうか。その背景には「ネガティブ感情」があり、その根底には「不安」や「恐れ」、「憂鬱感」や「無力感」があります。

「不安」は将来起こり得る出来事に対して、先行きが不透明なことで悲観的になったり、心配したりすることで生まれます。STEP02でお話した「行動回避」の原因になるのです。

「恐れ」はその先に待ち受けている困難や逆境に対して「自分ではどうすることもできない」と予測して、「失敗はしたくない」と思うことから生まれるネガティブ感情です。

「憂鬱感」は「自分は役に立たない人間なのではないか」という自己否定的な考えから生まれる感情。自己肯定感を失っているため、どんどん気が沈んでしまいます。

「無力感」は自分ではどうしようもない問題に直面したとき、「いくら自分が頑張ったところで、なにも変わることはないだろう」と考えてしまうことで生まれる感情。どのような外的な刺激を受けても関心が湧かなくなる状態のことを「アパシー（無感動）」と呼びますが、こうした人にはこの「無力感」を感じている人が多く見られます。

　しかし、これらのネガティブ感情に関しては、逆にコントロールすることで、自信を生み出しやすい心理状態に持っていくことができるのです。

自信を喪失させる4つのネガティブ感情

①不安

将来的に起こる出来事を悲観的に予測して、心配したり懸念したりすることで生まれる感情

②恐れ

将来待ち受けている困難や逆境に対して「自分はどうすることもできない」と予測してしまう状態

③憂鬱感

周囲の人々や社会にとって「自分は役に立たない人間ではないのだろうか」と気が沈む

④無力感

なにをやるにも無気力な状態。「どうせ自分1人が頑張っても変わらないから」と諦めてしまう

POINT

「不安」「恐れ」「憂鬱感」「無力感」が 自信を失わせる

「うまくできる」自信を持つ方法は

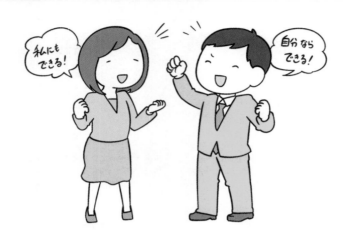

「自己効力感」とは「やればできる！」という強い信念

　自信を高めるための一番の方法は、「自己効力感」を高めることです。この「自己効力感」とは、1977 年にアメリカ・スタンフォード大学心理学部のアルバート・バンデュラ教授が提唱したもので、**「価値ある目標に向かって業務を遂行することができると自己を信じること」、すなわち「自分はやればできる！」という強い信念**のことです。

「自己効力感」の高さは、そのままレジリエンスの高さにつながります。ストレスに強く、困難を乗り越えようとする強さがあり、逆境を乗り越えるタフな精神には欠かせないものです。

　そして「自己効力感」が高い人が集まると「組織効力感」も生ま

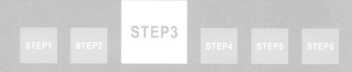

STEP3

STEP1 STEP2 STEP4 STEP5 STEP6

れ、そのような集団には「自分たちならできる！」という高いモチベーションが共有されます。これはビジネスに限らずスポーツでも、効力感の高いチームは高い成績を収めやすいのです。

4つの要素が「自己効力感」を高める

「自己効力感」を高めることができれば、普段の仕事やプライベートにおいても高いパフォーマンスを発揮できますが、それでは「自己効力感」はどのような方法で高めればよいのでしょうか。

バンデュラ教授は、主に次のような4つの要素をあげました。

- 「**直接的達成経験**」
- 「**代理的経験**」
- 「**言語的説得**」
- 「**生理的・情動的喚起**」

「直接的達成経験」は、まず小さくてもいいので、自分にとっての目標を立てます。「メールを送るときに誤字脱字をしない」とか「今日は残業をしない」など小さいことでもかまいません。それを達成で終わらせることができれば、たとえその先に困難な課題が待ち受けていても、その経験が「自分ならできる」という見通しを強化してくれます。4つの要素の中では「自己効力感」を高めるうえで最も効果が高いとされます。

しかし、目標は必ずしも達成できるとは限りません。1つの失敗が自信を失わせることにもつながりかねません。そのためにほかの

3要素を組み合わせる必要があるのです。

「代理的経験」は、自分ではなく、同じゴールを目指していたり、すでに成功を収めているだれか（お手本）の成功体験を観察すること（観察学習）です。

また、「代理的経験」の際にお手本にする人は、自分とはあまりかけ離れていない人にしましょう。たとえば、サッカーをしている人が世界的に有名な選手をお手本にしてしまうと、「全然手が届かない……」といった挫折につながることもあるからです。その道の偉大な成功者や、プロフェッショナルな立ち位置にいる人はあくまで「尊敬」の対象として見て、自分の先輩や上司など、近い人をお手本にするようにしましょう。

続いて「言語的説得」ですが、これは簡単に言えば「励ます」こと。他人から自分が持っている能力を見出され、繰り返すように「君はやればできる」と励まされることで、自己効力感が高まります。

実例としては、お笑いタレントや司会として活躍する有吉弘行さんがあげられます。彼はデビュー間もないころにとある番組の企画の影響で一躍有名人となりました。しかし、人気も陰りを見せ仕事が少なくなると、街の人が自分のことを見て笑っている、と人間不信になってしまいました。それから自宅に引きこもる日々が続きましたが、そんな彼を先輩だったダチョウ倶楽部の上島竜平さんは励まし続けたといいます。そして毒舌芸人として再ブレイクを果たし、多くの人が知るところとなったのです。

最後に「生理的・情動的喚起」ですが、これは「自己効力感」が前向きな気持ちによって高まる性質を持っているため、自分自身を

前向きにするためにムードを高める、というものです。音楽を聴いたり、仲間が多くいる場所や自然の多い場所など、自分の好きな場所へ行く、というのが効果的です。

自己効力感を用いた
英語学習の例

　ここでは海外企業との取引を任せられ、英語力を身につけたいAくんを例に、「自己効力感」を高める4要素を当てはめてみたいと思います。

　英語を短期間で身につけたいという目標を持っているAくん。また、学生時代のような座学が苦手なAくんは、英会話教室へと通うことにしました。先生（以下Bさん）と英会話を続けるも、最初はなかなか慣れずに苦労しましたが、徐々に会話も通じるようになり、Aくんの中には自信が芽生えます（直接的達成経験）。

　しかし、まだビジネスレベルの英語力は身についていません。ある日Aくんは、同じ英会話教室に通うCさんがBさんとスムーズな会話ができていることに気づきます。そこでAくんはCさんをお手本としてみることにしました。日本人でもちゃんと英語は話せるんだとAくんはさらに自信をつけることができました（代理的経験）。

　その後もBさんと英語の練習をしていたAくんでしたが、ある日Cさんから「初めて来たときより、話せるようになったね！」と褒められました。Aくんは嬉しくなり、それと同時に「やればできるんだ！」という自信やモチベーションにつながりました（言語的説得）。

　そんな中、親しくなったBさんから、外国人が多く集まるパーティーに招待されます。Aくんはいろんな人々と触れ合い、楽しい一時を過ごすことができ、「もっと話したい！」と前向きになることができました（生理的・情動的喚起）。

　そして英会話教室に通いはじめてからおよそ半年。驚異的なスピードでAくんはついにビジネスレベルの英語力を手にすることができたのです。

「自己効力感」を高めての英語学習

①直接的達成経験

外国人と実際に話す機会をつくることで徐々に慣れていき、段階的に成功体験を増やしていく

②代理的経験

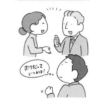

自分よりも英語が話せるだれかをお手本にして、その人を励みにさらに英語学習を頑張れる

④生理的・情動的喚起

パーティーに招待される、洋楽を聴いてみるなどして、いつもとはムードを変えて前向き思考になる

③言語的説得

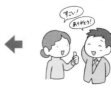

自分と同じく英語学習をしている人々から、成長したことを褒められることで自信につながる

自己効力感を高めて
周囲のムードも高める

「自己効力感」を高めれば、自信を持てるようになるというのはここまでお話してきたとおりです。さらに自信を持てるようになれば、自然とポジティブになることもでき、「ポジティブ・エナジャイザー」として周囲の雰囲気を高めることにもつながります。

　また、「自己効力感」が高い人には、

- **仕事の遂行能力が高い**
- **ストレスやプレッシャーに負けず、**
  高いパフォーマンスを発揮できる
- **体の健康を維持できる**
- **人間関係が良好になる**
- **学業やスポーツなどで好成績を収める**

などの特徴があるとされています。

　このように「自己効力感」が高いと、周囲の人々だけでなく、本人もストレスやプレッシャーに負けず、生き生きと過ごすことができます。他国に比べて自信のなさが顕著な日本だからこそ、「自己効力感」は大切にしたい概念の1つです。

POINT

「自己効力感」を高める
4つの要素を実践してみよう

「やればできる」は「根拠のある自信」から

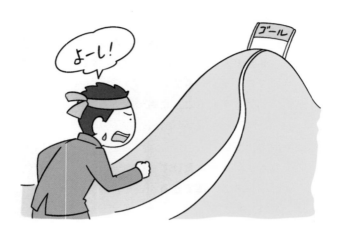

「仮の自信」ではなく「根拠のある自信」を

　これまで自信を持つことの大切さについて触れてきましたが、単純に「自分はやればできる！」と思えばいいかというと、そうではありません。

　自信の中でも裏づけのないところから生まれるものは「仮の自信」であると言わざるを得ません。たとえば、営業部に所属するビジネスパーソンが自社の商品をアピールするとき、市場のデータや顧客のニーズを調べたりすることで、この商品が売れるという根拠を裏づけてアピールするように、入念な下準備を重ねることで、顧客に自信を持ってプレゼンすることができるのです。

　レジリエンスにおいても、同じようなことが言えます。では「根

STEP1 STEP2 **STEP3** STEP4 STEP5 STEP6

拠のある自信」とはどこから生まれるものなのでしょうか。その答えは「自己効力感」にあります。

「根拠のある自信」を持っている人は、すなわち「自己効力感」が高い人です。PART02でも説明したように、そうした人々はたとえ困難にぶつかったとしても、頑張って乗り越えようとし、成功体験を積み重ねながら、周囲で成功している人をお手本とし、ときに励ましを受けながら、ムードを変えて大きな目標の達成へと近づいていくのです。

困難や逆境を乗り越えていくには、すぐに結果は伴いません。ゆっくりと時間をかけながら、徐々に実績（成功体験という根拠）をつくっていきましょう。時間はかかりますが、それは確実性に富んだものであり、あなたの財産になるはずです。

「自己効力感」を身につけた人は……

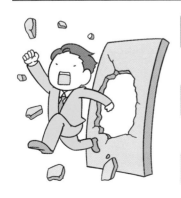

一生懸命に頑張って
困難や逆境を乗り越える

予期しない問題が発生しても
うまく対処できる

難題にぶつかっても
解決策を見つけられる

「根拠なき自信」が
人を一流にすることもある

　「根拠のある自信」は困難や逆境を乗り越えるうえで、たしかに必要な要素です。しかし、一方で「根拠なき自信」を持つ人が成功を収めるということも少なくはありません。

　この「根拠なき自信」が必要とされるのは主に起業家の人々です。人がなにかの分野で起業しようというのは、新しいなにかをはじめること。また、それは未知との戦いです。ただ、先行きが見えないからと現状維持をしてしまってはなにもはじまりません。

　ソフトバンクを創業した孫正義氏も、この「根拠なき自信」を基に成功を収めたとされています。彼は「最初にあったのは夢と根拠のない自信だけ。そこからすべてがはじまった」と述べています。しかし、困難や逆境に負けずチャレンジしたことにより、ソフトバンクを一流企業へと発展させることができたのです。

　こうした夢の実現に向けて、自信を持つことを「効力思考」、または心理学では「起業家的自己効力感」と呼んでいます。もちろん起業をする前には、周囲の知人などの協力を得たり、セミナーに参加して経営の基礎知識を叩き込んだりすることは大切ですが、立志のためにはこうした「効力思考」が大切になるのです。

「根拠なき自信」で夢をかなえた
本田圭祐選手

　「根拠なき自信」で成功を収めるのは起業家だけとは限りません。その例としてあげられるのが、プロサッカー選手の本田圭祐選手で

す。彼が持っている「根拠なき自信」として、幼少期のエピソード
は有名な話です。

　幼少期の本田選手がつけていたサッカーノートにはこのような目
標が書かれていたといいます。

① ワールドカップに出場する

**② ワールドカップで有名になり、セリエＡ（イタリア）のチーム
　 に入団する**

③ セリエＡのチームでレギュラーになって 10 番で活躍する

④ 40 億円の年俸を得る

**⑤ ワールドカップでブラジルと決勝を戦い、自分が得点し、2 対 1
　 でブラジルを破る**

⑥ 世界一のサッカー選手になる

⑦ 大金持ちになって、親孝行する

　本田選手は 2010 年の南アフリカワールドカップ、2014 年のブ
ラジルワールドカップ、2018 年のロシアワールドカップに出場し、
まずは 1 つめの目標を達成。

　2013 年の冬には、イタリア国内のトップリーグであるセリエＡ
の名門、ＡＣミランへと入団します。さらにＡＣミランではエース
ナンバーの 10 番を背負い、2 つめと 3 つめの目標を達成すること
となりました。また、実業家としての一面をも併せ持つ本田選手は、
4 つめと 7 つめの目標も達成している可能性もあります。

　最初は 1 人のサッカー少年の「根拠なき自信」からくる夢物語だっ
たかもしれません。しかし、本田選手は「効力思考」でそれを実現
してみせたのです。

本田圭佑選手に見られる
「確証バイアス」

　本田圭佑選手はなにもせずにこのような成功を収めたわけではありません。心理学の世界では、目標の達成のため、それに必要な行動へ無意識にその人を向かわせる「確証バイアス」という概念がありますが、本田選手もこれに当てはまります。

　彼は高校サッカーからプロへと上がりましたが、育成年代、とくに高校サッカーの選手が選ぶ進路には、部活動かクラブチームのユースがあります。本田選手は中学生のころまで、Jリーグのガンバ大阪のジュニアユースに所属していましたが、高校からはユースに昇格することができず、挫折を経験しました。

　しかし、彼はそこで諦めず、兄の勧めもあって練習設備が整っている石川県の星稜高校へと進み、サッカーに打ち込んだのです。のちに本田選手はこの高校サッカーでの経験が自分のサッカー人生を大きく変えたと語っています。

　ガンバ大阪のユースは、プロサッカーチームの下部組織です。そこで認められることはプロになるための一番の近道ですが、本田選手はその道が閉ざされても、兄や周りの人々の助言を受け入れ、一番良いと思える環境に身を置き、プロになる道を模索したのです。

　これは仕事においても同じことが言えます。自分が立てた目標を達成したいと強く願えば、おのずとそれに向けて努力をするようになり、それを助けてくれる上司や同僚といった人々とも出会うことができます。そうした姿勢が、結果的にその目標を実現へと導いてくれることがあるのです。

　このように、**理想とする最高な状態の自分**と、「やればできる！」という「**根拠なき自信**」が結びつくと、実際に**理想を実現させる**ことがありますが、これを「自己充足的予言」と呼びます。皆さんも高い理想を掲げて、その目標に向けて邁進することができるのです。

「自己充足的予言」で理想を現実に

高い理想を掲げる　　　目標の実現へ向けて行動

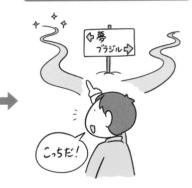

「自分は絶対にこうなれる！」という「根拠なき自信」から高い理想を掲げる

掲げた理想の実現のために、必要な行動を取る（確証バイアス）。そして実現する

POINT

目標達成への意欲を高めて
実際に現実のものにする

「恐れ」は「勇気」に変えられる

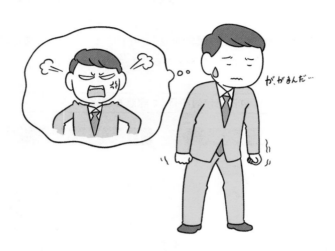

が、がまんだ…

レジリエンスにおける「勇気」とは？

　自信を喪失させるネガティブ感情の1つである恐れ。しかし、レジリエンスが高い人は、この恐れを「勇気」に変えることができるとされています。

　ただ一言に勇気といっても、人によってその概念は異なると思います。たとえば、

- 強い反対にも物怖じせず、発言ができる
- ほかの人が危険だと思ったとしても、新しい体験を求める
- 身の危険を顧みずにほかの人を助けようとする

これら3つの中で当てはまるものがある人は、勇気がある人と言え

フリガナ		年　齢	
氏　　名			歳
住　　所	〒 TEL　　（　　　）		
e-mail アドレス			
職業または 学校名			

アンケート

ご購読ありがとうございます。以下にご記入いただいた内容は今後の出版企画の参考にさせていただきたく存じます。なお、ご返信いただいた方の中から毎月抽選で10名の方に粗品を差し上げます。

- -

● 書籍名

● 本書をご購入した書店名

● 本書についてのご感想やご意見をお聞かせください。

● 本にしたら良いと思うテーマを教えてください。

● 本を書いてもらいたい人を教えてください。

★読者様のお声は、新聞・雑誌・広告・ホームページ等で匿名にて掲載させていただく場合がございます。ご了承ください。

ご協力ありがとうございました。

STEP3

STEP1　STEP2　　　　　STEP4　STEP5　STEP6

るでしょう。ただし、この勇気とは単純に怖いもの知らずな人とい
うわけではありません。レジリエンスでの勇気のある人とは「恐れ
の感情を認知し、自分の意思でコントロール」できる人のことを指
しています。

| あなたは「勇気」が備わっていますか？ |

①強い反対にも
　物怖じせず、
　発言ができる

②ほかの人が危険だと
　思ったとしても、
　新しい体験を求める

③身の危険を顧みずに
　ほかの人を
　助けようとする

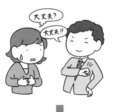
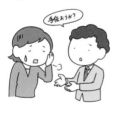

⬇

上記のような行動ができる人は勇気が備わっている人

勇気の度合いは
測定できる

　心理学者のロバート・ビスワス＝ディーナー博士は、人に備わっ
ている勇気は、

「勇気指数」＝「行動意思」÷「恐れ」

により測定できるもの、としています。

「行動意思」とは、困難に遭遇したり、逆境に立たされたときでも、自分にとっては楽な選択をして誤った道を進むのではなく、そうした誘惑から己を律して、難しい選択だとしても正しい道を進もうとする意志のことです。

人の内面に眠る勇気を引き出すためには、「行動意思」を高めなくてはならないのですが、その「行動意思」を、ときに「恐れ」は邪魔します。そのため、「恐れに負けない力」を同時に鍛えることも大切だと言われています。

「勇気指数」を測定する

求め方

$$勇気指数 = 行動意思 \div 恐れ$$

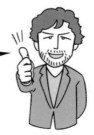

分子（行動意思）が大きく、分母（恐れ）が小さいほど、勇気指数は高い！

ロバート・ビスワス＝
ディーナー博士

94

勇気は訓練で
身につくことも

　勇気は「行動意思」を高めるほかにも、別の方法によって身につけることができます。精神分析学者のマンフレッド F. R. ケッツ・ド・ブリースは以下のような方法をあげました。

- **とある行動をしたことで起きる最悪の事態と、
  行動を起こさなかった場合の結果を想像する**
- **想像した最悪の事態と、行動を起こさなかった場合の
  結果について考える**
- **自分の弱みを打ち明けて、エンパワーメント効果
  （自分の考えに責任を持つ）を得る**
- **おかしいと感じたことは口に出してみる**
- **体調管理を怠らない**
- **サポートしてくれる人がいることに気づく**

　以上の6つになります。仕事でもプライベートでも自分にとって楽な方向へ進むのは簡単ですが、それは誤りであることも多いです。つらい道だとしても、正しい選択を行えるように「恐れに負けない力」を鍛えましょう。

POINT

「勇気ある人」とは、恐れの感情を
意思の力でコントロールできる人

強い「意思」が「希望」を生む

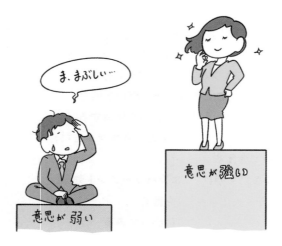

ま、まぶしい…

意思が強い

意思が弱い

希望の高さが
レジリエンスの高さに結びつく

　レジリエンスを高めるうえで「自信」や「勇気」とあわせて欠かせない要素としてあげられるのが「希望」です。

　高い希望を持っている人は、仕事やスポーツ、趣味などにおいても高いパフォーマンスを発揮できるとされ、その希望の高さに比例して大きな幸福感を得ることができます。

　心理学者のリック・スナイダー博士は「希望」とは「目標を達成できるという期待感である」と述べています。また、自尊心や楽観性、社交性の高さは希望の高さと深くかかわるとされる要素です。

STEP3

STEP1　STEP2　STEP3　STEP4　STEP5　STEP6

希望の高さと関係の深い3つの要素

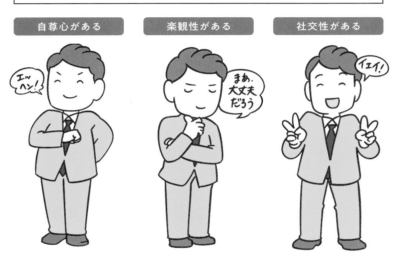

自尊心がある　　　楽観性がある　　　社交性がある

希望の高い人が持つ
「ウィルパワー」

　高い希望を持っている人は、その希望を実現させるための前向きな力、また、その実現までの途中で襲いかかる誘惑に負けないための力である「ウィルパワー」を持っているとされます。

　コロナ禍以降、多くの企業がリモートワークを実施していますが、自宅には多くの誘惑があり、やるべき仕事が手につかない、ということはないでしょうか。こうしたときに「ウィルパワー」があれば、そうした誘惑にも負けず、良い成果を上げられるのです。

STEP1   STEP2   STEP3   STEP4   STEP5   STEP6

　しかし、この「ウィルパワー」は、徐々に消耗していきます（自我消耗）。それにより自制心を失ってイライラしやすくなったり、暴飲暴食やギャンブルに走ってしまうことがあるのです。

　自我消耗は、我慢を強いられるような仕事からくる「ストレス」、マルチタスクのような「複数の目標を持つこと」や「長時間労働」、自制心を使ってブドウ糖の一種であるグルコースが減ることによる「血糖値の低下」、また管理職やリーダーの立場の人々が重要な意思決定を行ったあとの「決定疲労」の５つにより起こります。

　たとえば、30代でマネジャーを任されているＡさんがいたとしましょう。Ａさんは元来コミュニケーションを取ることが苦手で、会社のためとはいえ、部下の面倒を見ることに「ストレス」を感じています。また、高いノルマを設定されて、達成のために「複数の仕事」を持たなければなりません。その膨大なタスクのせいで毎日朝早くから出勤し、帰りはいつも終電（長時間労働）、ご飯を食べる暇もありません（血糖値の低下）。また、昨日部下からトラブルの発生を報告され、重要な取引先への対応をお願いされてしまい、Ａさんはついに我慢の限界を迎えました（決定疲労）。

　このＡさんのような状況は自我消耗を引き起こしてしまいます。

「ウィルパワー」を高めて
希望を高く持とう

　皆さんは日々のストレスや膨大な仕事を目の前にして「ウィルパワー」が低下していないでしょうか。

　自我消耗してしまった「ウィルパワー」を高めるには、「小さな挑戦

をすること」「運動を習慣づけること」「充分な睡眠」の３つが大切になります。これらを実行するのは難しくないので、ぜひ試してみましょう。そして「ウィルパワー」を高めることで困難や逆境に負けることがなく、高い希望を持ち、目標を達成したあとに待つ幸福感を実感してください。

ウィルパワーを高める方法

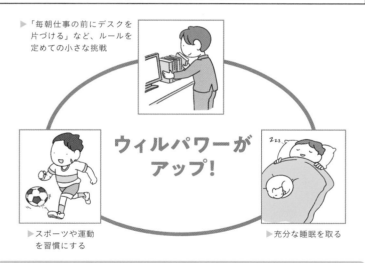

▶「毎朝仕事の前にデスクを片づける」など、ルールを定めての小さな挑戦

ウィルパワーがアップ！

▶スポーツや運動を習慣にする

▶充分な睡眠を取る

POINT

「ウィルパワー」を高めて高い希望を持つ

COLUMN 03

「やれば出来るは 魔法の合いことば」

日本のアマチュアスポーツの中でも、高校野球は人気が高く、とくに夏の甲子園は真夏の風物詩となっています。

そんな中、2004年に行われた春のセンバツ高校野球大会で、創部2年という早さで初出場を果たした愛媛県済美高校の校歌「光になろう」には話題となったある一節があります。

「やれば出来るは　魔法の合いことば」

この言葉と、名将上甲正典監督の下、激しい練習に耐えぬいた選手たちは、初出場した春のセンバツで初優勝を成し遂げました。

また、上甲監督は入部を控えた選手たち1人ひとりにこんな言葉をかけるそうです。

「自分が甲子園に連れていく、という気持ちで入ってこい」

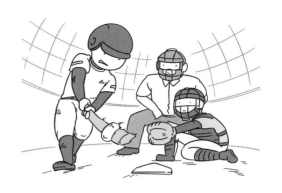

その言葉から、上甲監督が選手の自主性を重んじている様子がうかがえます。また、上甲監督はミーティングを行うときに必ず話す言葉があったそうです。それは、

「念ずれば花開く」

というもの。この一言に夢や目標に向かって、努力や挑戦をすることの大切さを込めているのでしょう。

　さらに、野球部には「上甲野球100箇条」というものがあり、練習の合間の時間をムダにしないために「練習中の移動は基本的にダッシュ」、道具へのリスペクトを忘れないために「バッドのヘッドは地面におかない」などのルールが決められていたそうです。

　上甲監督は惜しくも2014年に亡くなられましたが、「やればできる」の精神は、済美高校の中でいまも脈々と受け継がれていることでしょう。

引用：ティモンディベースボール TV
「【恩師・上甲監督の教え】念ずれば花開く!! 〜甲子園の名将は芸人になることを予言していた〜」
（https://www.youtube.com/watch?v=BygWXfQ6TpE）より

STEP 3

理解度チェック

□ 「不安」「恐れ」「憂鬱感」「無力感」が
　自信を喪失させてしまう

□ 「自己効力感」の高さは「やればできる!」
　という自信につながる

□ 繰り返しの「直接的達成体験」と、お手本を
　基にした「代理的経験」、励まされることに
　よる「言語的説得」、ムードを変化させる「生
　理的・情動的喚起」が「自己効力感」を高める

□ 「仮の自信」ではなく「根拠のある自信」を持つ

□ 「行動意思」を高めて、自己の内面にある
　勇気を引き出す

□ 「ウィルパワー」の高さは希望の高さに関係し、
　希望の高さはレジリエンスの高さに直結する

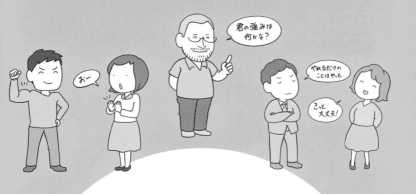

STEP 4

自分の「強み」を活かす

レジリエンスを高めるには、自分の「強み」を
活かすことも大切ですが、自分の強みを知ら
ない人は多いのです。どうすれば自分の強み
を知り、活かすことができるのでしょうか。

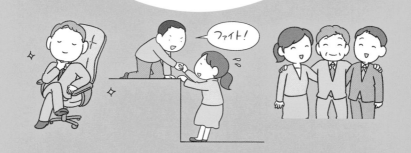

「自分の強み」を知るのが第一歩

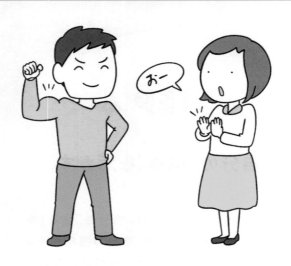

おー

一番大切なことは
自分の強みを把握すること

「心の筋肉」＝「レジリエンス・マッスル」を鍛えるためには、STEP3で紹介した自己効力感を高めるほかにも、自分の強みを活かす、という方法があります。

　レジリエンスが高い人は、自分の強みがどんなものかを知っていて、なおかつその強みに磨きをかけ、仕事などで活かすことができるという特徴を持っています。

　皆さんは自分にとっての強みは持っていますか？　「強みなんてあるかなぁ……」と思う人もいるかもしれませんが、それは自分の強みを「把握」できていない（強みの盲目）だけで、人間だれしも

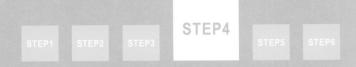

強みを持っているのです。普段気にしていない当たり前のことが強みだったりすることがあります。

　たとえば「おしゃべり好き」な人は商談や企画のプレゼンをするうえでの強みですし、「おせっかい」な人は同僚や部下の面倒見がいいという強みになります。

強みを活かせば
なにを得られる？

　レジリエンス研究において、自分の強みを活かせる人は以下のような性質を持っています。

- **仕事の能力や仕事への充実度、目標達成度が高い**
- **強みを活かすことで、自尊心が上向く**
- **強みに焦点を当てるマネジャーは、部下の働く意欲を格段に引き出す**
- **強みを活かすことで活力が生まれ、ストレスを感じにくくなり、気持ちが落ち込んだときのレジリエンスも高い**

　また、経営学者のピーター・ドラッカーは、著書『明日を支配するもの』にて、人の強みに関して次のような言葉を述べています。「何事かを成し遂げられるのは、強みによってである。弱みによってなにかを行うことはできない。もちろん、できないことによってなにかを行うことなど、とうていできない」

　つまり、なにをするにも強みがなければ成し遂げられず、弱みの部分を用いてしまうとなにも成し遂げられない。そもそも、自分が

できないことはできるはずがない、となります。

「好きこそものの上手なれ」という言葉がありますが、好きなこと（強み）であれば熱心になるし、工夫を凝らす（強みを活かす）ので上達が早いという点で、近い概念かもしれません。

強みを活用すると
自己肯定感が形成される

　強みを活かすことを「ストレングス・ユース」と呼びますが、グローバル化によって多くの日本人が海外の人々とビジネスで関係を持つ現代では、成功を収めるために高い自己肯定感（ありのままの自分を受け入れること）を持つことが必要とされています。

　とくにアメリカや中国の人々は、この自己肯定感について高いレベルでの教育を受けており、一方の日本人の多くは自己肯定感が低いとされています。

　日本人の自己肯定感が低い理由には、協調性を重んじる特性からくる他者からの評価を気にしすぎることと、思春期になると幼少期よりも周囲の人間があまり褒めなくなること、の2点があげられます。こうした自己肯定感の低さは、大事な場面で自分の意見を通せなかったり、積極的になれない、といった事象を引き起こす原因となります。

「ストレングス・ユース」は、この自己肯定感を形成する効果があるとされています。また、自己肯定感を高める方法としては、他者から褒められることが有効です。しかし、褒められようとするあまり自分を偽るのは誤り。ありのままの自分が「ストレングス・ユー

ス」をしたうえで褒められることが大切なのです。

たとえば「おしゃべり好き」という強みを持つ人が「ストレング
ス・ユース」をして、他社との商談を成功に導き、褒められること
で自己肯定感は形成されていきます。そうして形成された自己肯定
感は、困難や逆境に負けない、折れない心を育むのです。

ストレングス・ユースにより自己肯定感を高める

①おしゃべり好きな人

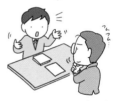

話のうまさと納得感のあるプレゼンで商談を成功へ導き、上司に褒められる

②世話焼きな人

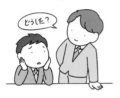

困っている部下に優しく接し、その部下から感謝される

自己肯定感がアップ!

POINT

「ストレングス・ユース」で逆境でも折れない心を!

強みを活かせば
レジリエンスも
アップする

PART
▼
02

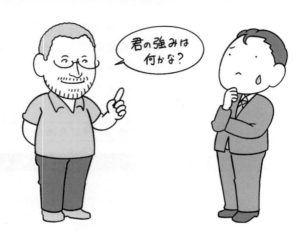

君の強みは
何かな？

日本人は
弱み克服のための努力をしがち

　日本人は自己肯定感の低さから、自分の強みを見つけるよりも弱みを見つけることのほうが得意な気質があります。それは過去に体験した失敗や、過ごした環境が関係していると思われます。

　また、「あの人はこういうところが……」「もっとこうすればいいのに……」のように、他人の短所を見つけることは簡単なので、そちらを注目しがちです。

　しかし、弱みを克服するために努力し乗り越えたとしても、それでは通常の状態になるだけで強みにはなりません。それなら、自分の強みを見つけ、育むことができれば、それは自分だけの武器となり、実際に活かすことも可能となるでしょう。

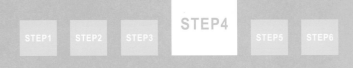

自分の強みを
見つける方法とは

「あなたの強みを3つ教えてください」

そう言われたらすぐに答えられますか？　時間をかけないと答えられないという人が多いのではないでしょうか。そこで、ここでは自分の強みを見つけるための3つの方法を紹介します。

　まず1つめは「自分自身に質問をする」というもの。「セルフコーチング」とも呼びますが、

① 自分にとって最も大きな達成・成功はなにか

② 自分の最も好きなところはどこか

③ なにをしているときに最も楽しく感じるか

④ どんなときに自分らしいと感じるか

⑤ 自分がベストの状態はどんなときか

といった5つの質問を自分に投げかけてみましょう。これら5つの答えに関連づけられるものがあれば、それはあなた自身の強みである可能性が高いです。

　たとえば、

① チームで1つのプロジェクトを完遂した

② 正義感が強く実直なところ

③ 人から「ありがとう」と言われたとき

④ 困っている人を見つけて助けたとき

⑤ だれかと協力しながら仕事にあたるとき

という人がいれば、①～⑤に関連するのは、「利他性」のような部

109

分です。つまりは、その「利他性」がその人の強みと言えることになるのです。

　次は「強みコーチング」という方法です。前述したように、人は他人の長所や短所を見つけることは得意です。そのため、自分が仕事において上がり調子なときや、良い成果を出しているときは、すなわち強みを活かすことができている瞬間となるので、周りの人に成功の要因を聞くことで、自分が持つどの強みが活きたのかを知ることができます。

自分の強みを調べる診断ツール 「VIS-IS」

　最後は強みを調べるための「診断ツールを利用する」という方法になります。

　自分の強みを診断できるツールとして、ポジティブ心理学を創出したマーティン・セリグマン博士と、クリス・ピーターソン博士が開発した「VIS-IS」があります。

　この診断ツールでは、人間が持つ徳性を「知恵」「勇気」「人間性」「正義」「節制」「超越性」の6つのカテゴリーに分け、そこからさらに24個の強みに派生させてその中で上位5位に入ったものがその人の強みになります。

　これはあくまで、上位5位となった自分の強みを深く理解し、実際に仕事などの場で活かすためのものです。24位までの強みが順位づけされますが、自分にとっての弱みを把握するために使用するものではないので注意しましょう。

6つの美徳と24の人格の強み

① 知 恵

- ●創造性 ●好奇心
- ●向学心 ●判断
- ●大局観

② 勇 気

- ●誠実さ ●勇敢さ
- ●忍耐力 ●熱意

③ 人 間 性

- ●親切心
- ●愛情
- ●社会的知能

④ 正 義

- ●公平さ
- ●リーダーシップ
- ●チームワーク

⑤ 節 制

- ●寛容さ、慈悲深さ
- ●慎み深さ、謙虚さ
- ●思慮深さ ●自己調整

⑥ 超 越 性

- ●審美眼 ●感謝
- ●希望 ●ユーモア
- ●スピリチュアリティ

出典：Peterson, Christopher, and Martin EP Seligman.
Character strengths and virtues : A handbook and classification. Oxford University Press, 2004.

多くの強みの中で
とくに重要とされる5つの強みとは

「VIS-IS」による強みの中でも、とくに仕事に対して活かすことのできるものは、「好奇心」「熱意」「希望」「感謝」「スピリチュアリティ」の5つとされています。

　たとえば、あなたが新商品の開発を任されたとき、社会のニーズを調べなければなりません。そうしたときに「これは自分の専門外だから」と食わず嫌いをせずに「好奇心」を持ってリサーチを行えるかが大切です。

　続いて企画をなんとしても通す、そしてやり遂げるという「熱意」も大切になります。この熱意がないと企画の途中でスイッチがオフになり、心が折れてしまう原因の1つとなるでしょう。

　また、STEP3でお話した「希望」を持っていることも大切です。熱意と同様に高い希望は目標遂行のためのエネルギーとなる要因の1つです。妥協しない高い希望が、高い成果にもつながります。

　さらに「感謝」を忘れないことも大切です。そのプロジェクトに参加してくれる上司や部下への感謝もそうですが、その新商品を手に取ってくれる人への感謝の気持ちを忘れてはいけません。

　最後に「スピリチュアリティ」ですが、生きていることへの意味づけや、他人とのつながりのことを表します。プロジェクトを通して培ったメンバーとのつながりや、人生と仕事の関係性を考えることは、良い企画を通すうえで大切になるでしょう。

　もちろんこの5つの強みを持っていなければならない、というわけではありません。創造性を持っていれば、よりクリエイティブな

発想を手に入れることができますし、プロジェクトのリーダーを任されれば、リーダーシップやチームワークが重要です。**それぞれの強みを独自にアレンジして、仕事へ活かす**ことが大切となります。また、このことを「ジョブ・クラフティング」と呼びます。

ジョブ・クラフティングの例

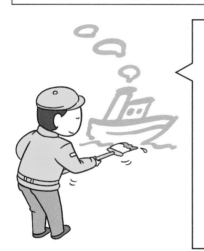

ジョブ・クラフティングの代表例としてあげられるのが、東京ディズニーリゾートの清掃員です。実際に見た人も多いかもしれませんが、通常の清掃員とは違い、彼らはカストーディアルキャストと呼ばれ、掃除用のブラシを使って地面に絵を描いたり、道案内をしながら訪れた人々と触れ合うことを大切にしています。単純作業なうえ、１人で行うことが多い清掃も、考え方１つで「やらされ感」がなくなるのです。

POINT

自分の強みを知って
実際に活かしてみよう

「だれかのために」
という気持ちは
1つの強み

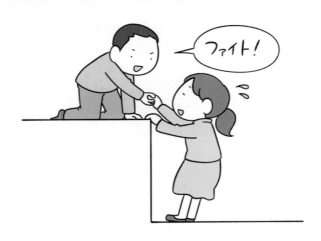

「利他思考」がつくり出す
善の気持ち

　自分がしている仕事は社会のために役に立っていることだと思うことはありますか？

「自分はなぜいまの仕事をしているのだろう」「この仕事はどのように社会の発展に貢献するのだろう」と考えることは、その仕事での自分の立ち位置や、自分の価値を知ることができるため、自己肯定感も高まる効果があります。

　また、「だれかの役に立ちたい」と思う善の気持ちからくる「利他思考」を持つことができれば、自分自身が前向きになることができるのです。

　こうした利他性は、他者（顧客）の役に立つことを第一に考えて

行動した結果、自分にも利があるという考え方です。これを「自利利他」といいます。

「自利利他」とは、本来は仏教の言葉です。自分が悟りを得るために修行することと、ほかの人を救済するために尽くすこと、それが完全に両立した状態が「自利利他」であり、大乗仏教の理想とされています。つまりは、ほかの人を幸せにすることで、自分も幸せになれるという考え方です。

　ほかの人を幸せにすることと自分の利益を追求することは相反するものではない、そのような「自利利他」の考え方は、決して宗教的なものにとどまりません。

「利他性」がないと
罪悪感に包まれてしまう

　一方で「利他性」という強みがないとどうなるのでしょうか。

　たとえば、あなたが営業や販売の仕事をしている人で、商品を「売ろう」と考えたとき、お客様に対して「自分の成績のために高い商品やサービスを勧めてよいのだろうか？」といった罪悪感や抵抗感、後ろめたさを感じてしまったらどうでしょう。

　こうした人は一見すると良心的なようにも見えますが、この優しい気持ちにより、自分は成果を上げられずに不幸となってしまいます。それでは「自利利他」とはなりません。

　もし、悲観的になってしまったのだとしたら、考え方を改めてみましょう。相手をするお客様は、少なくともなにかを買う意思を持っ

てお店に来たはずです。そしてお店に並んでいる商品は、仮に高い値段だったとしても、ぜひ買ってほしいと自信を持って言える商品が並んでいるはずです。

自信がなさそうに商品を勧めてしまうと、お客様のほうも「あまり良い商品じゃないのかな……」と感じてしまいます。一方で、高値だとしても、自信を持って勧めることができればお客様も「良い商品なんだな」と信じることができるはずです。

そしてお客様は気持ちよく買い物ができ、あなたも嬉しい気持ちでいっぱいになり、成績も上がります。ビジネス用語に Win-Win という言葉がありますが、「自利利他」と近い言葉です。

発想の転換で「自利利他」に

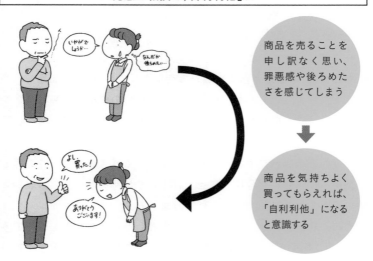

商品を売ることを申し訳なく思い、罪悪感や後ろめたさを感じてしまう

↓

商品を気持ちよく買ってもらえれば、「自利利他」になると意識する

「利他性」と利益の追求を
両立する

　利他の心は、人が持つ善の資質として大切なものです。それは、ただほかの人のために自分を犠牲にして尽くすだけのものではありません。

　京セラとKDDIという大企業2社を創業し、さらに会社更生法の適用を申請して、経営破綻した日本航空を立て直した稲盛和夫さんは、ベストセラーとなった著書『生き方』の中で、このように語っています。

「『利を求むるに道あり』という言葉がありますが、利益追求は決して害悪ではない。ただし、その方法は人の道に沿ったものでなくてはならない。どんなことをしても儲かればいいというものではなく、利を得るにも人間として正しい道を踏まなくてはならない」

　彼は、利他の重要性を説きながら、利益を追求することを否定していません。要は、どのように利を得るかなのです。そのうえで「だれかのために」という利他の気持ちは、それだけで1つの強みなのです。「自利利他」は宗教もビジネスも超えて、いまの社会全体に必要とされている考え方とも言えるでしょう。

POINT

「利他性」の強みを
「自利利他」のかたちで活かそう

「楽観力」を備えて逆境を乗り越えよう

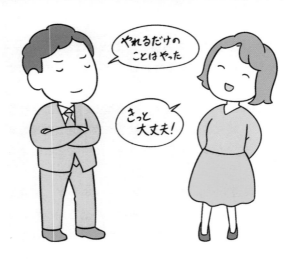

やれるだけのことはやった

きっと大丈夫！

楽観的な捉え方と悲観的な捉え方

あなたは仕事でミスをしたとき、そのミスによって起こる将来的な予測などを、悲観的に捉えるでしょうか。それとも「まぁ、いいや」という形で楽観的に捉えるでしょうか。

後者のような楽観的に考えられる力は、レジリエンスが高い人が持つ特徴の1つとされています。

仕事でミスをしたという失敗体験は、「このミスはそもそも自分のせいで起こったことだ」「次も同じようなミスを繰り返してしまうかもしれない」というような悲観的でネガティブな感情を生み出す原因となりますが、その失敗体験を「起こってしまったことは仕

方がない」「次はミスをしなければいいだけのこと」というように、楽観的に捉えることができれば、心が折れることなくすぐに立ち直ることができ、仕事の効率や成果にもつながることでしょう。

「説明スタイル」で失敗しても楽観的な考えに

失敗をしたときに楽観的な捉え方をするには「説明スタイル」という方法を使うと効果的です。

レジリエンス研究者のカレン・ライビッチ博士が考案したこの「説明スタイル」は、「なぜ、そのようなことが起きてしまったのか」という原因の分析と「どれだけの長さで影響するのか」「どれだけの範囲で影響するのか」という将来の予測の3つからその出来事を説明する手法です。

悲観的な考えの持ち主は悪い出来事が起こったとき、「自分のせいでこうなってしまった」と内的に捉え、「今後も悪いことが続く」と持続的な予測をし、「この悪い出来事がさらに広がっていくだろう」と拡大解釈をします。

一方、楽観的な考えの持ち主は、悪い出来事が起こったとしても「自分だけのせいではなく、さまざまな原因がある」と捉え、「この出来事は一時的なものである」と予測し、「この出来事は広がっていくことはない」と限定解釈をします。

思考が楽観的か悲観的かの違いは、メンタルの強さや、体の健康にも大きな影響を及ぼします。

悲観的な思考と楽観的な思考の違い		
	😞 **悲観的な思考**	🙂 **楽観的な思考**
なぜ、そのような ことが起きて しまったのか （原因の分析）	内的 失敗してしまったのは、 自分の責任だ……	外的 自分の責任だけでなく 失敗の原因はほかにもある
どれだけの長さで 影響するのか （将来の予測）	持続的 この失敗は、 この先ずっと続いて いくんだろうなぁ……	一時的 この失敗はこれ限りだ 次はミスしないよう 気をつけよう
どれだけの範囲で 影響するのか （将来の予測）	拡大解釈 この失敗は、 ほかの仕事にも広がって いくんだろうなぁ……	限定解釈 この失敗はこれ限りで 広がりはしないだろう

「なんとかなるだろう」の「楽観力」を 身につけよう

　悲観的な思考の持ち主は、一度の失敗をどんどんと悪いほうへと 持っていってしまいます。そうなると、冷静に対処すれば丸く収まる ことまで見失ってしまい、ネガティブ感情のスパイラルへと陥って

しまいます。

　楽観的な思考になるためには、なにより「最後にはなんとかなるだろう」と思い、諦めないことが大切です。そしてそのためには周囲にいる人に頼るなど、自分自身だけで解決しようとしないことも同時に必要となります。

　悲観的な思考の持ち主は、人一倍責任感が強かったり、真面目な人が多いことがあります。そういう人にとっては楽観的な思考をするのは許せなかったり、性に合わないと思うところがあるかもしれません。しかし、つねに気を張り詰めているといつか心が折れてしまいます。そのためにも楽観性を持つことは非常に重要なのです。

　最後にPART03で紹介した稲盛和夫さんの言葉を贈ります。

「天は私たちに無限の可能性を与えているということを信じ、『必ずできる』と自らに言い聞かせ、自らを奮い立たせるのです。しかし、計画の段階では、『なんとしてもやり遂げなければならない』という強い意志を持って悲観的に構想を見つめなおし、起こりうるすべての問題を想定して対応策を慎重に考え尽くさなければなりません。そうして実行段階においては、『必ずできる』という自信を持って、楽観的に明るく堂々と実行していくのです」。

POINT

「最後にはなんとかなるだろう」という
「楽観力」をもっと鍛えよう

「やりがいのある 仕事」って?

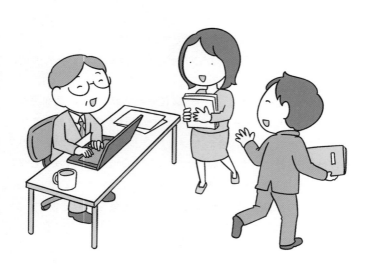

多様化する 自分らしい働き方

　近年、早期退職してセカンドキャリアを選んだり、フリーランス を目指したりなど、これまでのような1つの会社に属して定年まで 働くという考え方から、自分らしい働き方を目指す人々が増えてい ます。

　内閣府が2019年（令和元年）に行った13〜29歳を対象に行っ た「子供・若者の意識に関する調査」では「次の場所は、いまのあ なたにとって居場所（ほっとできる場所、居心地の良い場所など） になっていますか」という質問に対し、「職場」の項目では、生産

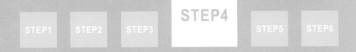

年齢である 20 ～ 24 歳はそう思う（「どちらかといえばそう思う」
も含める）が 37.4％、25 ～ 29 歳は 37.8％で、反対にそう思わない（「ど
ちらかといえばそう思わない」も含む）は、20 ～ 24 歳で 62.6％、
25 ～ 29 歳は 62.2％と高くなっています。

　この結果から、生産年齢の中でもとくに若手の人々は現状に満足
をしている人が少ない、ということが明らかに。では、自分らしく
働ける「やりがいのある仕事」とは一体なんでしょうか。

仕事のやりがいに密接にかかわる
仕事の価値観

　仕事へのやりがいと密接にかかわるのは、人それぞれが持つ仕事
への価値観とされています。

　心理学者のエイミー・レズネスキー博士は、人間が持つ仕事への
価値観は以下のような 3 つのタイプに分かれるとしています。

・「ジョブ・タイプ」：お金と生活が主な目的

・「キャリア・タイプ」：昇進と地位が主な目的

・「コーリング・タイプ」：意義とやりがいが主な目的

　まず「ジョブ・タイプ」は、お金や生活を主な目的として働いて
いるタイプ。日々の生活のため、という点ではこれが一番多いのか
もしれません。仕事以外の部分に人生の楽しさを求めている、つ
まりは仕事には楽しさを求めていないため、仕事へのモチベーショ
ンやなにかを達成したときの達成感はほかのタイプよりも少ないで
す。

　次に「キャリア・タイプ」の人は、仕事の目的が地位や名誉のためと思っているタイプ。有能な人が多いとされ、自身が目指すポジションに就くため、1つの目標を達成したらまた次の目標を立てないと気が済まないとされます。いわゆる「意識高い」系の人々のことです。

　最後に「コーリング・タイプ」ですが、3つのタイプの中では一番仕事への意識ややりがいを感じているタイプになります。仕事は「天から与えられたもの」。すなわち「天職」であると感じ、仕事が自分にとって大切なもの、と思うことができるのです。

「ジョブ・タイプ」「キャリア・タイプ」「コーリング・タイプ」の違いは、なにを得たくて仕事をしているかに注目すれば明白です。「ジョブ・タイプ」と「キャリア・タイプ」は、お金や生活費、地位や名誉といった「外発的な動機」が目的であり、「コーリング・タイプ」は「意義」や「やりがい」といった「内発的な動機」が目的となっています。

3タイプに分かれる仕事への価値観

①ジョブ・タイプ

お金や生活のために働いている。仕事へのモチベーションは低く、やりがいもあまり感じられていない

②キャリア・タイプ

地位や名誉のために働いている。1つの目標を達成したら、すぐに次の目標達成に向けて進み続ける

③コーリング・タイプ

自分の仕事は「天から与えられたもの」と考え、モチベーションが高く、仕事の達成感も人一倍感じている

やりがいのある仕事を見つけるために
まずは自分自身を研究・開発

　仕事へ意義ややりがいを感じたいのであれば、「コーリング・タイプ」を目指したいですが、すぐにはできないでしょう。心理学では、人は「自分で選んだことをやりたい」「能力を発揮したい」「人々とつながりたい」という３つの欲求が満たされていると、さらなる行動へと動機づけられると共に、幸福を感じることがわかっています。

『ゲゲゲの鬼太郎』で有名な漫画家の水木しげるさんは、最初から成功したわけではありません。戦争へ行って片腕を無くしたり、戦後には貧乏な時代を長く経験しています。しかし、水木さんにとって漫画の才能が強力な「強み」であり、漫画こそ「コーリング」な仕事だったのです。地道に描き続け、だれもが知る国民的な漫画家となった水木さんは、こんな言葉を残しています。

「しないではいられないことをし続けなさい」

　本当にやりたいことがわからずに悩んでいる人は、まずは自分自身を研究・開発すると良いでしょう。「自分の強み」や「私は何者か」という自問自答の延長線上に「私はなにをすべきか」があり、それが「本当にやりたかったこと」であることが多いのです。

POINT

自分自身を研究・開発し
仕事の意義ややりがいを見つける

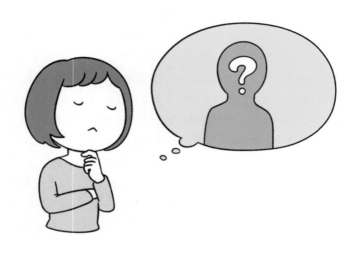

最初からだれもが
「天職」につけるわけではない

PART05 で紹介した「コーリング・タイプ」は、いまある仕事を天職だと思い、仕事への意義ややりがいを持って働くことができるタイプです。

ただ、だれもが最初から「天職」と呼べるような仕事に巡り合えるわけではありません。現在就職活動中の人、就職して間もない人、転職を考えている人の中には、自分はこれからどんな進路を選ぶべきなのか、と迷っている人は多いのではないでしょうか。

就活エージェントや転職サイトによくある適正テストなどを受けて、「自分はこういうタイプだから」と自らの進路を決定すること

もあるかもしれません。しかし、それは限定的な手法でしかなく、自分がやりたいことや、能力が発揮できる場所であるか、人々と良いつながりが構築できる環境にたどりつくことができるかだれにもわかりません。

迷ったときは
直感に従うのも大切

　たとえば、あなたがいまの職場に満足していないというならば、自分の直感に従ってみるのも１つの手となります。「この職場であれば、自分を成長させてくれる」という感覚が持てる場所であれば、その仕事に意義ややりがいを持つことができるはずです。
「コーリング」とは本来、キリスト教で「神のお告げ」を表す言葉とされています。そこにプロテスタントの人々が「天職」という解釈をつけ加えました。

　現代でこそ宗教的な意味合いは薄れてしまいましたが、コーリングは仕事へのモチベーションが高まるほか、心理的・肉体的な健康も保つことができます。さらには失敗に対する不安や恐れがなくなり、レジリエンスも高くなるのです。

　しかし、「コーリング・タイプ」には注意点もあります。それは、仕事への意義ややりがいを強く感じすぎて、プライベートの時間を犠牲にしてしまったり、私生活を大切にできず燃え尽きることがある点です。仕事を大切に思えるのは素晴らしいことですが、それが原因で自分の心が折れてしまったら元も子もありません。

「コーリング・タイプ」で
気をつけたいこと

「コーリング・タイプ」になったあと、燃え尽きてしまわないようにするには以下のような点が重要となります。

- **エンパワーメント**
- **ジョブ・クラフティング**
- **「ボイス」による実践**

　まず1つめの「エンパワーメント」ですが、これは働く人1人ひとりが大きい権限を与えられていることや、職場から働きやすい環境が与えられていること。近年増えてきた男性の育休など、会社側の環境整備が整っていることが大切になります。

　次にPART02でも紹介した「ジョブ・クラフティング」ですが、仕事を自分がやりやすい形に変えたり、働きやすい人々とつながることに重点を置くことが大切になります。「ジョブ・クラフティング」により仕事の効率性や成果が上がることで、「この仕事は自分に向いているんだな」というフィット感を感じることができるでしょう。

　最後に「ボイス」と呼ばれるものですが、これは「いまの仕事はたしかに大変だが、やりがいは大きい！」と実際に口に出してみる手法になります。自分がした仕事のその先にいる人々を思いながら、率直な想いを口に出して発言してみましょう。仕事の意義が定まるほか、ストレス発散にもなって、精神的・肉体的にも良い影響を与えてくれるはずです。

　ここまで、「コーリング・タイプ」について詳しく説明してきましたが、仕事への意義ややりがいは人それぞれです。仕事は大変だけ

ど、それ以外は充実しているので良い、と思う人もいるのは事実です。しかし、人生は選択の連続と言われます。なにかに迷ったときには、「コーリング・タイプ」を目指して、自分の直感に従うのも1つの手と言えるでしょう。

コーリングを高める方法

① エンパワーメント	② ジョブ・クラフティング	③ ボイス
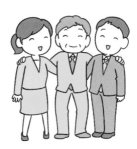	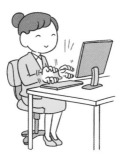	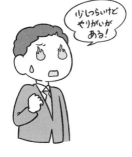
社員1人ひとりが働きやすい環境が整っているかどうか。主に会社側が気をつけるべきこと	自分がやりやすいように、仕事のやり方を変えること。また、仕事がしやすい人とのつながりを深める	「いまの仕事はつらいけどやりがいがある！」といった、自分の想いを実際に口に出してみること

少しつらいけどやりがいがある！

POINT

心の声に素直に従い
アクションを起こす

心の中の
「リトル・ホンダ」が答えた

「根拠なき自信」を持って一流になった例として、STEP3ではサッカー選手の本田圭佑選手をあげましたが、実は彼がイタリア・セリエAの名門ACミランへ入団する際の記者会見で、面白い発言をしたことも話題となりました。

　当時、スポーツ選手としてピークを迎え、多くのクラブから関心があったとされる本田選手。ほかにも魅力的なオファーはあったはず。その中である記者がこのような質問を投げかけました。

「ACミランを選んだ本当の理由は?」

この質問に対する本田選手の答えはこうでした。

「心の中で、私のリトル・ホンダ※に聞きました。『どこのクラブでプレーしたいんだ?』と。そうしたら、心の中のリトル・ホンダが『ACミランだ』と答えた」

　ここでの「リトル・ホンダ」はすなわち、本田選手自身の心

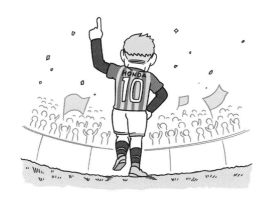

の声や直感のようなものでしょう。彼はここでなら自分が輝けると確信し、移籍を決めたのです。

　前述したように、本田選手はこの名門クラブでエースナンバーの10番をつけました。その分プレッシャーも大きいことでしょう。

　しかし、彼は
「本当にここに来たかったですし、10番が欲しかった。自分が何者であるかをピッチで示したい。私のキャリアがここで終わるのかどうか。最後のキャリアになるかも知れません。それが今日、はじまったのです」
と述べました。
「ビッグ・マウス」と揶揄されることもある本田選手ですが、自分の信念を貫き通す姿勢は、いまの日本人、とくに若手の人々には学ぶところが大きいですね。

※オランダ人で元プロサッカー選手のロビン・ファン・ペルシー選手が、アーセナルからマンチェスター・ユナイテッドへ移籍した際の言葉、「自分の心の中にいるリトル・ボーイに聞いたら、ユナイテッドと叫んだんだ」という言葉を意識した発言とも言われています。

STEP 4

理解度チェック

☐ 強みを活かすと、自己肯定感も高まる

☐ 自分の強みを知るには「セルフコーチング」
「強みコーチング」「診断ツールを使う」
といった方法がある

☐ 仕事を自分仕様にする「ジョブ・クラフティング」
で強みを活かす

☐ 「利他思考」を持てば、ほかの人を
幸せにできるし、自分も幸せになれる

☐ 1つの失敗を悲観的に捉えるのではなく、
楽観的に捉えよう

☐ 楽観性を持つには「最後にはなんとかなるだろう」
と考えることが大事

☐ 仕事の意義ややりがいを感じるのは
「コーリング・タイプ」の人

☐ 「コーリング・タイプ」は心が燃え尽きてしまう
可能性があるが、「エンパワーメント」や
「ジョブ・クラフティング」、「ボイス」の手法で
高められる

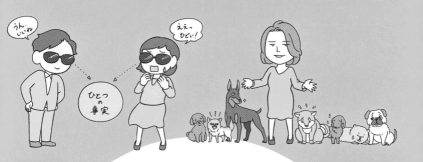

STEP 5

無意識な「思い込み」を抑える

「あの人はもっとこうするべき」「あの失敗は
すべて自分の責任だ……」といった思い込み
はだれにでもあるもの。それは人の心の中に
住む「思い込み犬」の仕業かもしれません。

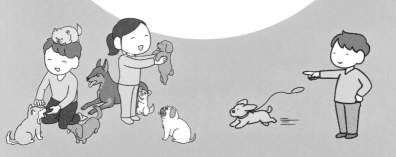

だれもが持つ
「思い込み」の力

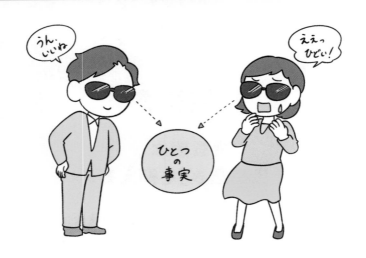

クセになってしまいがちな
「マイナスの思い込み」

　私たちは成功や失敗の原因を自分に対して説明している、とお話
してきましたが、それに限らず、私たちの心はつねに自分自身に話
しかけ、自分との会話を行っています。このことを心理学では「自
己対話」と呼びます。

「自己対話」は、普段はとても穏やかなもので、基本的には、自身
の安心感を得られるような方向に働くのが普通です。

　ところが、大きな失敗やトラブルなどが起こったときに、私たち
の「自己対話」の内容がひどくネガティブになることがあります。
これが習慣化してしまうと、「マイナスの思い込み」になります。

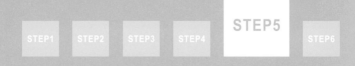

　マイナスの思い込みは、クセになりがちです。問題やトラブルが起きたときには、それについて特定の思考パターンが生まれ、感情的に反応するようになるからです。

　しかし、その思い込みのパターンが自分でわかるようになると、自分自身を理解して一歩前に進みやすくなります。

体験を人それぞれ特有に解釈する 心の「色眼鏡」

　起きてしまった事実は1つの出来事ですが、その捉え方は人により驚くほど異なるのです。そのため、同じ出来事に接したとしても、それに対して生じる感情や考えには、人によってさまざまな違いが出てきます。

　だれもが心の中に、その人特有の「色眼鏡」を持っていると考えてみましょう。「あの人はこういう人だから……」「あの人は自分のことをこう思っている……」という風に、私たちはその色眼鏡を通して、さまざまな物事を解釈しているのです。

　その人ごとに、感じ方はさまざまです。そのため、ある人にはなんでもない当たり前な出来事でも、ほかの人にとってはつらく、ネガティブな体験と感じられることがあったりします。

　たとえば、仕事のやり方について上司に注意された人が、色眼鏡による「マイナスの思い込み」に捉われてしまう状況を想像してみましょう。

　上司に、仕事のやり方について注意された→「この人は自分を嫌っ

ているのだ」と捉える→不満に思ったり不安を感じたりする→その結果、反感の表情や、落胆した態度が顔に出てしまったりする、というようなものです。

　ところが、同じ職場で働いているほかの人は、上司からまったく同じように注意をされても、「仕事を成功させるために必要なありがたい指導だ」と捉え、ネガティブな感情が生まれることもなく、積極的に改善に努めたりします。よく無関心が一番怖い、と言いますが、怒られることを愛情だと思い、バネにできるのはその人なりの強みと言えるでしょう。

　一方で、注意されても逃げるように言い訳をしたり、ほかの人に責任転嫁して、自分の非や責任を認めようとしない人もいたりします。

　同じ出来事でも、捉え方は人によってさまざまです。その出来事に対して生じる感情も、その人ごとに大きく違ってきます。それは、その人が持っている固有の色眼鏡＝自分自身の思い込みを通して物事を見ているからなのです。

「ABCモデル」で明らかになる思考のパターン

　認知行動療法の開発者として知られるアメリカの臨床心理学者アルバート・エリス博士は、思い込みの色眼鏡を通した思考のプロセスを「ABC モデル」と名づけています。

・A（adversity ＝逆境）：トラブルなどが起きた、その状況
・B（belief ＝信念）：その状況に対する、自分への説明

・C（consequence ＝結果）：それに対して起こる感情や行動

ABCモデルは、トラブルなど（A）が起きる→それが信念や思い込み（B）による「色眼鏡」を通して解釈される→その結果として感情や行動（C）が起きる、という一連のパターンを簡単にモデル化したものです。ABCモデルを活用すると、問題が起きたときに自分の中で起きている思い込みを通した思考のプロセスがわかりやすくなります。

たとえば、仕事で重大なミスをして上司に怒られ（逆境）、怒られたことから「上司は自分のことが嫌いなのではないか？」と思い込む（信念）、そして上司と会うたびに不機嫌な態度を見せたり、嫌な感情が顔に出てしまう、というものです。

| アルバート・エリスの「ABCモデル」 |

 A (adversity＝逆境)　トラブルなどが起きた、その状況

 B (belief＝信念)　その状況に対する、自分への説明

 C (consequence＝結果)　それに対して起こる感情や行動

感情をコントロールするために
マイナスの思い込みを自覚する

もちろん、思い込み自体がすべてマイナスとは限りません。しかし、ネガティブ感情の元となる「マイナスの思い込み」のほうが圧倒的に多いのです。

思い込みのほとんどは、過去の経験からつくられます。マイナスの思い込みは、大きな失敗や絶望、あるいはひどく憤慨した経験などからつくられ、人がなにかを体験し、自分の心に対してそれの説明を行う際に、その説明の内容に悪い影響を与えます。

マイナスの思い込みに頭の中が支配されてしまうと、それに振り回されて感情的になり、冷静な判断ができません。そして自分をコントロールできなくなり、周りに迷惑をかけたり、自分が困る状況に陥ったりするのです。

ネガティブ感情に振りまわされないためには、まずネガティブ感情の原因となるマイナスの思い込みを知ることが重要です。マイナスの思い込みを自覚し、一歩引いて客観的に見ることができれば、対処することが可能になります。

レジリエンス・トレーニングでは、エリス博士の ABC 理論に基づく「思い込みワークシート」を用いて、「逆境（A）→信念（B）→結果（C）」のパターンがわかりやすく教えられています。

右ページの「思い込みワークシート」に皆さんが体験したこと、それをどのように捉えたか、そこからどのような感情を抱いたかを実際に記入してみましょう。

あなたのABCモデルを記入してみましょう

A 逆境(adversity)

例)上司からミスについて責められる

B 信念(belief)

例)「この人は自分を嫌っているのだ！」

C 結果(consequence)

例)不満や不安を感じる、それが表情などに出る

POINT

「色眼鏡」による思い込みを自覚して感情をコントロールしよう

7匹の「思い込み犬」

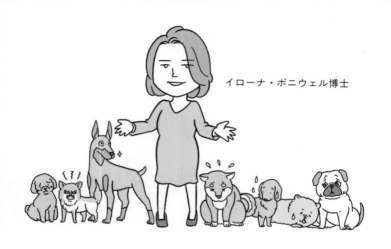

イローナ・ボニウェル博士

7種類のマイナスの思い込みを
犬にたとえる

　ネガティブ感情の原因となるマイナスの思い込みについて、心理学者のイローナ・ボニウェル博士は7種類に分類し、さらにそれを犬にたとえました。

　ボニウェル博士が7つの思い込みを犬にたとえたのは、それらを楽しくわかりやすく、また自分自身が気づきやすく覚えると同時に、マイナスの思い込みは生まれ持った性格ではなく、ただの思い込みに過ぎない、ということを強調する狙いがありました。

　私たちの心の中には、だれでもいつの間にか住みついた「思い込み犬」が何匹かいたりするものです。なにか問題が起きたりすると、

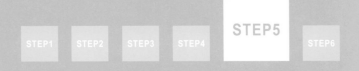

心の中で「思い込み犬」が吠えて、ネガティブ感情を引き出し、問題解決の妨げとなってしまいます。

7種類の 「思い込み犬」たち

それでは「思い込み犬」にはどのようなタイプがいるのでしょうか。順に説明していくので、自分自身や周囲に以下のような人がいないかチェックしながら確認をしましょう。

①正義犬（べき思考）

「こうすべき」という考えが強すぎるのが「正義犬」タイプ。過剰な「べき（すべき）思考」が度を超すと、自分の正しさばかりを押し通そうとするようになります。たとえば「私が若いころはこうして努力してきたのだから、キミも私に倣ってこうするべきだ！」というような人があげられます。

「正義犬」タイプの人はイライラしがちで、怒りや嫉妬などのネガティブ感情に引きずられることが多くなります。また、この怒りの矛先が同じく「正義犬」タイプの人に向けられると、互いに主張を譲らず収拾がつかなくなってしまいます。

②負け犬（減点思考）

「負け犬」タイプの人は、現状の自分への不満が多く、自信が持てずに嘆いたり、周囲に対して恥ずかしさを覚えます。

「自分は役に立たない人間なんだな……」「またミスをしてしまった、情けない……」という思い込みをしがちで、とくに自分が他者より

141

劣っているという思い込みによって、悲しみや憂鬱感や過度の羞恥心といったネガティブ感情を生み出します。自己肯定感が下がり、「行動回避」に陥りがちです。

③心配犬（悲観思考）

「心配犬」は、仕事で失敗をしたときに「次も失敗してしまうのだろう……」とか、プライベートでパートナーがいる場合には「この人と一緒にいてこの先幸せになれるのだろうか……」といった、なにかうまくいかないことがあると悲観的になり、将来のことを過度に心配してしまうタイプです。STEP4のPART04で紹介した悲観的な思考の持ち主と近いタイプで、こうした将来に対する不安や恐れのネガティブ感情は、大きなストレスになります。

④諦め犬（無力思考）

「諦め犬」は、やりたいことややるべきことを、すぐに諦めてしまうタイプ。トラブルなどに直面したときに、「自分ではどうにもできないに違いない」とよく考えもせず「根拠のない決めつけ」をしがちです。

　たとえば、なにかの締め切りが迫っているのに「まったく手がついていない、いまからはじめてもどうせ間に合わないだろうし、やめてしまおう」といった思考があげられます。この諦めが続くと、無力感を引き起こす原因となってしまいます。

⑤謝り犬（自責思考）

　心の中に「謝り犬」がいる人は、なにかトラブルが発生したときに、原因を調べないままに「自分の責任だ」と思い込み、すぐに謝ってしまいがちです。このような「自責思考」の人は、いつも自信が

持てずにいます。

　たとえば、プロスポーツチームの監督が、どこかのチームに大敗したり、成績が悪かったりすると、「私の責任です」といって辞任したという話を聞いたことがないでしょうか。監督だけの責任ではなく、練習環境が悪かったり、選手のパフォーマンス不足など原因はさまざま。その検証もしないパターンです。このようなネガティブな自責思考は、自己肯定感の低下を引き起こしてしまいます。

⑥批判犬（他責思考）

「謝り犬」とは逆に、「批判犬」が住みついている人は極度の「他責思考」で、なにか問題が起きたときに自分に責任があるとは考えず、他人を非難したり批判します。

　明らかにその人のミスでトラブルが起きたとしても、「自分は悪くない！」「そっちがしっかりしていれば！」というように、周りに対して衝動的に怒りや不満などのネガティブ感情をぶつけてしまい、対人関係がうまくいかなくなることがあります。

⑦ 無関心犬（無責思考）

「無関心犬」タイプは、問題が起きても「自分には関係ない」と考えがちな「無責思考」の持ち主になります。

　そのような人は「仕方がない」「なんとかなるだろう」「関係ない」と、面倒や努力を回避しようとします。楽観的な思考の持ち主との違いは、無責思考の人はその出来事から完全に手を引くことです。

　このような「思い込み犬」たちに対処するためには、まずネガティブな感情のパターンに気づくこと。そうすれば、ネガティブな思い込みをコントロールしやすくなるでしょう。

7種類の「思い込み犬」

①正義犬

「べき思考（すべき思考）」が度を越しており、自分の正しさを押し通そうとする

②負け犬

自分に自信がなく、自分自身を無力だと嘆いたり、なにをするにも恥ずかしさを感じてしまう

③心配犬

将来への不安が強く、悲観的になりがち。それが原因でストレスが大きくなってしまう

④諦め犬

トラブルに対し、自分ではどうにもならないと諦め、無力感を感じてしまう

⑤謝り犬

失敗やトラブルが起こると、それを自分の責任に感じてしまう。自己肯定感が低下する原因になる

⑥批判犬

失敗やトラブルは自分の責任ではない！　と責任転嫁したり、間違いを認めようとしない

⑦無関心犬

失敗やトラブルが起きても、「自分には関係ない」と無関心を装うタイプ

「思い込み犬」は
だれの心にも住みつく

　ここまで紹介してきた７種類の「思い込み犬」のうち、だれでも少なくとも１つは当てはまると思います。

　皆さんは失敗やトラブルに巻き込まれてイライラしやすかったり、一緒に働いている人に過剰に謝ったりしていないでしょうか。

　逆に自分の周囲にいる人の心の中にも「思い込み犬」は住みついています。

　たとえば「正義犬」タイプの人がいれば、イライラされたことに対して反論してしまうと、収拾がつかなくなります。そうした人とはなるべく距離を置くようにしましょう。

　また、「謝り犬」タイプの人がいるのであれば「そこまで責任を負うことはない」と、ときに慰めてあげることも大切です。人の気持ちを考えずに揚げ足を取ったり、皮肉じみたことを言う人は多くいますが、それではなんの解決にもなりません。自分や周囲の人々の心が折れることなく、レジリエンスが高い状態になるためにも、この「思い込み犬」について自覚しましょう。

POINT
ネガティブ感情を
コントロールするためにまず
自分の思い込みを自覚しよう

PART 03 「思い込み犬」を手なずける方法

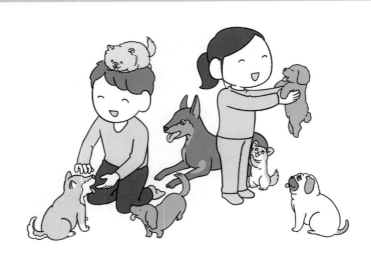

マイナスの思い込みに適切に対処する方法

　PART02 では 7 種類の「思い込み犬」について紹介しました。このだれの心にも住みつく「思い込み犬」に対処する際には、その思い込みは自分本来の考えではなく、あくまでもたまたま心に住みついた「犬」でしかない、という意識を持って、主体である自分と切り離して考えることが大切となります。

　たとえば、自分がイライラしていると感じたときには、心の中に「正義犬」が住みついていると認識すれば、適切に対処でき、感情のコントロールができるようになるのです。

　こうした「思い込み犬」への対処法としては「追放」する、「受

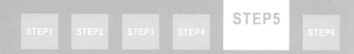

容」する、「訓練・手なづけ」をするという３つの方法を場合によって使い分けると良いでしょう。

「思い込み犬」を「追放」する

「思い込み犬」への対処法としてまずあげられるのは、「追放」する方法です。

　皆さんが、心の中にいる「思い込み犬」が役に立たない思い込みであり、「いらない」と判断できる場合、今後仕事でもプライベートの場でも役に立つことはまずありません。たとえば、あなたの心に「心配犬」が住みついて、なにをするにも過度に不安になり、一歩も前へ進めないのであれば、その犬を追放してしまうのが一番です。

　生まれ持った性格を変えることは難しくても、後天的な思い込みは、自分の意志で捨てることが可能です。これを「学習棄却（アンラーニング）」と言います。役に立たない不要な思い込みは、捨ててしまうほうがよいのです。

「追放」の方法としては、まず心の中で自分が握っている「思い込み犬」のリードを放して、犬がどこかに行ってしまうようイメージします。

　追放してしまった犬のことは、もう考えず、無視するようにしましょう。追放した「思い込み犬」は、もうあなたが飼っている犬ではなく、もし吠え出したとしても、それはあなたとは関係のないど

こかの犬に過ぎません。

　自分の中の「思い込み犬」がどうでもいいものと気づいて「追放」することで、心が解放される人は少なくありません。

「思い込み犬」を
「受容」する

　一方、もしその「思い込み犬」が吠えていることが実際に現実的、合理的で、納得できると思えるようであれば、その言葉を受け入れると良いでしょう。

　一度「受容」したなら、あとはもうそのことについて悩む必要はありません。そうすれば、ある程度割り切った考え方が出来るようになり、迷うことはなくなります。

　ただし、「思い込み犬」が100％合意できるようなことを吠えることは非常に少なく、そのため、「受容」というやり方は、「思い込み犬」への対処としては最もまれなケースです。

「思い込み犬」を
「訓練・手なづけ」る

　自分の心の中に住みつく「思い込み犬」を追放してしまうのも受容するのも妥当ではない、と思うときは「これからもこの犬と適度な距離でつき合っていこう」と考えると良いでしょう。

　実際の犬をペットとして飼うときに躾をするように、いざというときに「思い込み犬」が吠え出さないようにうまく訓練し、手なづけることに努めましょう。つまり「思い込み犬」に対処するうえで、最も現実的な方法がこの「訓練・手なづけ」です。

「訓練・手なずけ」の方法としては、その「思い込み犬」が吠えていることに対して、一歩引いて考え直してみるのが効果的です。それは、以下の3つがポイントです。

- **別の選択：ほかの見方があるのではないか、と検討する**
- **発想の転換：それになんの意味があるのか、と改めて考え直す**
- **検証：変えられる側面があるかもしれない、とチェックしてみる**

　考え直すポイントは、人によって異なります。「思い込み犬」の種類や、そのときの状況などによっても違ってくるからです。

「思い込み犬」に対処する3つの方法

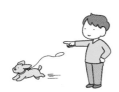

①「追放」する

「思い込み犬」が自分にとって損になるようであれば、「思い込み犬」と自分をつないでいるリードを手放すようなイメージで、自分の意思で解放してしまう（学習棄却）

②「受容」する

「思い込み犬」が自分にとって必要だと思えるのであれば、受け入れても良い。ただし、「思い込み犬」を100％認めることができるケースはまれなこと

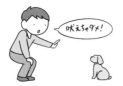

③「訓練・手なずけ」

吠えちゃダメ！

思い込みにほかの見方がないか検討→思い込みにどのような意味があるかを考え直す→変えられるかもしれないとチェックしたうえで、「思い込み犬」を訓練する

149

思い込みのコントロール法は
千差万別

「追放」「受容」「訓練・手なずけ」の3種類から対処の方法を選択する際にも、「思い込み犬」の種類はある程度かかわってきます。

たとえば、あなたの心の中に「正義犬」が住みついていて、仕事においても、プライベートにおいても「べき思考」を持ち、完璧主義な人だとします。

新年度がはじまり、新入社員が入って自分の部下になったのですが、その部下は大学生気分が抜けておらず、仕事も言葉遣いも適当だったとしたら「正義犬」タイプのあなたはその人を許すことは難しいでしょう。

しかし、いくら注意しても、その新入社員の態度が変わることはありません。「給料をもらっている以上、もっとマジメに働くべき」と、あなたはイライラする一方でしょう。

ただ、このまま衝突したとしても事態が好転することはありません。そこで、「思い込み犬」を訓練し、手なずけるためにはどうしたら良いでしょうか。

こうしたケースでは、まずその新入社員を観察して、強みがないかを観察してみましょう。ほかの部署の人ともフレンドリーに接することができ、コミュニケーション能力が高い、態度はひどいが仕事が早いなど、なにか発見があるかもしれません。

その人の良いところが見つかったのであれば、次に自分がイライラしていることの意味を探してみましょう。たしかに自分の部下として恥ずかしくない真面目な人材であることは望ましいかもしれま

せん。しかし、一方でだれにも臆することなく接することのできるコミュニケーションの高さは、他部署の壁を越え、連携の取れた仕事の進行ができるかもしれませんし、取引先との商談なども有利に進めることができるかもしれません。そうした思考ができれば、イライラしていたことが無駄なことだったと思えるでしょう。

　最後に、このイライラを別の思考に変えられる道はないか探してみましょう。部下の強みであるコミュニケーション能力を活かして、チームの業績を上げることはできないか、もしかしたらこの部下が将来的に有能な人材としての成長を期待できないかなど、検証をしてみましょう。もしかすると良い部下を持ったと思えるかもしれません。

　思い込みからくるネガティブな感情をコントロールするのは非常に難しいと思えるでしょう。たとえば、**人間関係を壊しかねない「批判犬」は手なずけるのが難しく、追放して無視してしまうのが有効なことが多いです。一方、自己肯定感を下げる「負け犬」は、訓練するというよりも時間をかけて粘り強く手なずけていくほうが効果的だったりします。**「思い込み犬」はそれぞれでコントロールの仕方は千差万別なのです。

POINT

心に住みついた「思い込み犬」を
うまく手なずけよう

「プラシーボ効果」と 「ノーシーボ効果」

皆さんは「プラシーボ効果」と「ノーシーボ効果」（ノセボ効果とも）という言葉を聞いたことはありますか？

「プラシーボ効果」は、病気を患ったとある患者が、本当はその病気の特効薬ではないのに、医師の「これは特効薬です」という言葉を信じて「これはよく効く薬だ」と思い込んでいると、本当に症状が和らいだり、快方へ向かったりする現象のことです。

「ノーシーボ効果」はその反対で、たとえば、がんではないのに医師から「あなたはがんです」と診断されると、思い込みによって本当にがんになってしまう現象です。

この2つの効果からもわかるように、思い込みによってバイアスがかかると、それが現実のものとなって表れることがあるのです。

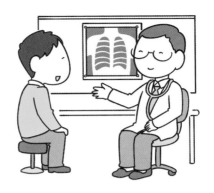

　これは医学の話だけでなく、日常生活でも同じことが言えます。たとえば、仕事において尊敬している人から「こうすれば成功する」という方法を教えられると、受け手の人は「この人が言うのだから間違いない」と思い込んで仕事に取り組み、高い成果を上げることがあるのです。

　ほかにも学校などでは、先生が「あなたたちは優秀で選ばれたのだ」と授業の開始前に一言述べるだけで、生徒たちの成績が上がることもあります。

　このように思い込みの力は、ときに人の能力を飛躍的に向上させることもあれば、「思い込み犬」のように人の成長を阻害する働きをすることもあります。もしあなたがつらいときには、「自分はできるんだ」と思い込むことができれば、心が折れることなくさまざまな分野で良い結果を生むことができるかもしれません。

STEP 5

理解度チェック

- ☐ 「正義犬」は「こうすべき」「こうであるべき」
  という「べき思考」が強く、
  思いどおりにいかないとイライラしてしまう

- ☐ 「負け犬」は自信のなさから、
  自分の無力さを嘆いたり、
  周囲に対して恥ずかしさを感じる

- ☐ 「心配犬」は将来への不安から悲観的な
  思考に陥ってしまう

- ☐ 「諦め犬」はなにか失敗したとき
  自分にはどうしようもないと、諦めてしまう

- ☐ 「謝り犬」はなにか失敗したとき、
  根拠もないのに自分を責めてしまう

- ☐ 「批判犬」は自分に非があったとしても、
  他人へ責任転嫁しようとする

- ☐ 「無関心犬」は失敗に対して
  「自分は関係ない」と無関心を装う

- ☐ 7種類の「思い込み犬」は「追放」か「受容」、
  「訓練・手なずけ」をしてうまく対処する

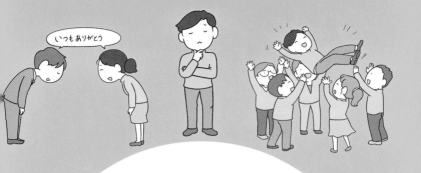

STEP 6

周りのサポートを受ける

あなたには、困難に陥ったときに手を差し伸べてくれたり、一緒にいて安心できる人はいますか? 人はだれかのサポートがなければいつかは心が折れてしまうのです。

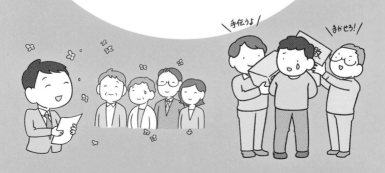

PART 01

「人とのつながり」が大事なワケ

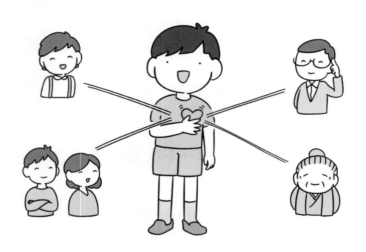

「ソーシャル・サポート」があればレジリエンスも鍛えられる

　立ち直れないと思えるほどの絶望的なピンチに直面し、それを克服した人の多くは、周囲の助けがどれだけ力になったかについての感謝をそろって口にします。困難を乗り越える際に、自分自身の努力がなにより大切なのは言うまでもないことですが、一方で家族や友人といった周りの人たちからのサポートは、逆境を乗り越えてレジリエンスを高めるうえで必要不可欠なものなのです。

　周りからの助けは「ソーシャル・サポート」と呼ばれます。困ったときに「ソーシャル・サポート」を得られるよう、周囲の人たちとの良好な人間関係を日ごろから構築しておくことは、レジリエン

スを高める重要なステップの1つと言えます。

　レジリエンスの研究では、困難に直面したときに自分を支えてくれる存在＝「サポーター」がいる人は、そうでない人たちと比べてレジリエンスに顕著な違いが出てくることがわかっています。

ハワイ・カウアイ島での大規模な「高リスク家庭」調査

　ハワイのカウアイ島では、1950年代半ばから約40年間にわたって、大規模な心理学的調査が行われました。それは1955年に生まれた約700名の子どもたちが、1歳から40歳になるまでどのように成長したかを調べるというものでした。

　その際に調査対象として選ばれた子どもたちは、いずれも「高リスク家庭」に生まれた子どもでした。
「高リスク家庭」とは、両親の離婚や死別などの理由から、子どもがシングル・マザーまたはシングル・ファーザーに育てられ、両親がそろっている通常の家庭よりも養育上の問題が多く、子どもの成長に悪影響が及ぶ可能性があるとして、問題視されていた家庭を指します。それ以前に行われた別の調査で、そういった「高リスク家庭」で育つ子どもには、非行などの問題が多いということが明らかになっています。

　片親の家庭で、親が生計を支えながら子どもたちの養育に充分な目配りをすることは、昔もいまも簡単ではありません。そのような「高リスク家庭」で育った子どもたちが、どうすれば心身ともに健

全に成長できるのか。それが問題でした。

　そして長年にわたる調査の結果、調査が行われた「高リスク家庭」の３分の１以上の子どもたちが、ストレスフルな家庭でも心身ともに健康に育ったことが明かになりました。

周りのサポートがあれば
ポジティブに生きられる

　カウアイ島での調査を主導したエミー・ワーナー博士は、健康に育った子どもたちとそうでない子どもたちの間に、以下の３つの点で顕著な違いがあったと分析しています。

- **本人がポジティブな考え方を持っていたかどうか**
- **父母以外の家族との強い絆があったかどうか**
- **家族以外の地域からのサポートがあったかどうか**

「高リスク家庭」でも健やかに育った子どもは、楽観性のある「ポジティブな考え方」を備えていました。また、彼らの多くは、父親や母親以外にも、祖父母やほかの親戚から充分なケアを受けていました。そして、親族以外にも、その子が通う学校の教師や、教会の牧師、周囲の友人たちから必要なサポートを受けることができた子どもたちも多かったのです。

　ワーナー博士は、恵まれない家庭と思われがちな環境で育った子どもたちが、周囲のサポートを受けながら、困難に対してポジティブに対応し、その結果として健康な大人に成長できたのだ、と分析しています。

周囲のサポートを受けて心が健常な大人に

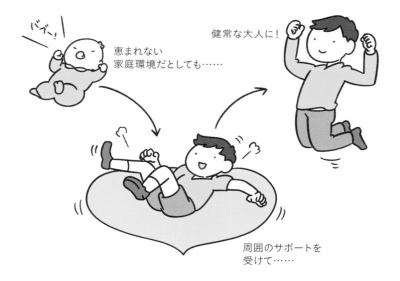

バブー!

恵まれない
家庭環境だとしても……

健常な大人に!

周囲のサポートを
受けて……

コロナ禍では、家族や友人と気楽に会うことや、そのサポートを受けることも難しくなっています。こんなときだからこそ、これまで周囲の人々から受けていたサポートの大切さを再認識できるのではないでしょうか

POINT

「ソーシャル・サポート」を受けると
レジリエンスも高くなる

つらいときは「だれかに頼っていい」

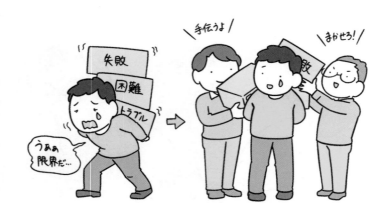

周りに頼れない人は
いざというときに大変

PART01 でもお話したように、「ソーシャル・サポート」を受けることはレジリエンスを高めるうえでも、自分を成長させるうえでも必要なことです。

成人式などでよく「これからはなにをするにも自己責任」という言葉をかけられますが、真面目で責任感が強い人は、すべてを1人で背負いこんで頑張り過ぎてしまいます。このような人はとくに周囲のサポートを受けることが重要になります。

周囲のサポートを受けずに1人で頑張ると、心に大きな負荷がかかり、鬱病や抑鬱など、心身の健康を損ねてしまいかねません。

STEP1　STEP2　STEP3　STEP4　STEP5　**STEP6**

「人に頼れない」
本人の内的要因

　周囲のサポートを受けられない、という人はなぜそのようになってしまうのでしょうか。そこには、自分の心の中にあるマイナスな思い込み（内的要因）と、周囲の環境（外的要因）が大きくかかわっているのです。ここでは「助け合いのない職場」を例に、2つの要因について考えてみましょう。

　まず、内的要因として、本人の中にあるマイナスの思い込みがあげられます。

　たとえば、心の中に「べき思考」が顕著な「正義犬」が住みついている人は、つねに自分の意見を通そうとするため、人の言葉に聞く耳を持とうとはしません。そこには自分のプライドだったり、価値観が介在するのですが、人に頼らず自分ですべてを成し遂げようとしてしまいます。

　また、「心配犬」タイプの人であれば、仮に人に頼ろうと思ったとしても、将来的に起こり得る仕事での失敗から、頼った人の足を引っ張ってしまわないか、失敗したことでその人に嫌われてしまわないか、というように考えてしまうのです。
「正義犬」も「心配犬」も、その思い込みが自分の困難な状況を素直に打ち明けて周囲の助けを求めるうえでの大きな妨げとなります。トラブルや失敗は、必ずしもその人1人の責任ではありませんし、力を合わせれば挽回も可能です。しかし、マイナスの思い込みに支配されている人は、その真実が見えなくなってしまうのです。

「人に頼れない」
環境による外的要因

　次に周囲のサポートを受けられない状態をつくり出してしまう、「助け合いのない職場」のような外的環境です。

　社員同士による相互の助け合いができない職場では、たとえばだれか1人が困っていても、周りは見て見ぬふりで助けようとしません。そのような職場の多くは、社員同士の仲間意識が欠けており、1人ひとりが自分の仕事をこなすだけで、ほかの社員のことを気にかけません。そして、こうした社員同士のかかわりが希薄なだけでなく、そうした職場には人間関係に問題がある場合も多いのです。

　長年にわたって組織が硬直的になっている職場では、そのようなケースが多く見られます。勤続年数の長い社員が、いわゆる「お局様」になっているような職場も、これに該当します。

　「助け合いのない職場」では、社員は自分の立場だけを考えて保身に走る一方、総じて無気力になりがちで、その分仕事の効率も下がります。なにか問題があったときに、お互いに支え合ってカバーしたりすることがないからです。

　近年では会社に属さずフリーランスになったり、リモートワーク・テレワークという働き方が増えつつありますが、これも必要なときにすぐに周囲の助けを得にくい要因の1つと言えるでしょう。

　しかし、もし職場に頼れる人がいないとしても、家族や友人など、親身になって話を聞いてくれる、助けてくれる人が1人でもいれば、私たちのレジリエンスは高まります。つらいときには「だれかに頼っていい」のです。

　私たちには、「サポーター」の存在が欠かせません。「人に頼れない」自分から脱して、いざというときだれかに頼り、積極的なサポートを求めることはとても大切なのです。

「頼れない人」の内的要因と外的要因

内的要因	外的要因

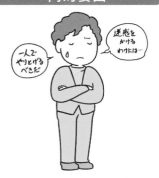

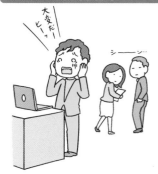

「自分1人でやりとげるべき」「周囲に迷惑をかけるわけにはいかない」といったマイナスな思い込みから、人に頼ることができなくなってしまう

だれかが困難な状況だったり、トラブルに巻き込まれても、ほかの人は見て見ないフリをする、「助け合いのない職場」は人に頼れない雰囲気をつくり出す

POINT

人に頼れないのであれば
まずは内的要因と外的要因を
認識しよう

5人のサポーターを思い浮かべる

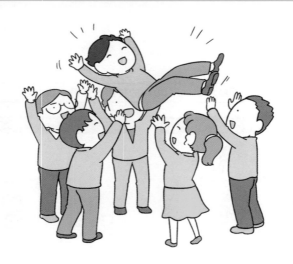

あなたの周囲に
サポーターは必ずいる

サポーターの存在は、応援される人に大きな力を与えてくれます。その例としてあげられるのはプロスポーツ選手です。コロナ禍においては無観客試合が話題となりましたが、多くの選手はサポーターがいないことに違和感を覚えていたようです。

サッカーのJリーグ、横浜F・マリノスに所属する仲川輝人選手は、無観客試合を通して、チャンスを迎えたり、ゴールを決めたときのサポーターたちの歓声がなく、まさに練習試合をしているかのような感覚を持ったそうです。いつも応援してくれるサポーターたちの存在は失ってみて初めてわかるもの。これはビジネスパーソンでも

学生などでも同じことが言えます。

　信頼できる、困ったときに力になってくれる、そんな「サポーター」とつながっていることは、逆境に直面したときに大きな力となるのです。同僚や上司、友人や恩師、そして家族、ときには医師やカウンセラーが、あなたのサポーターとなり、心の支えになるのです。

あなたの周囲にいる
5人のサポーターを思い浮かべよう

　人は周囲のサポートがあってはじめて輝けるもの。しかし、そのサポーターがだれなのか気づくことができない場合も多いです。仲川選手のように失ってみて初めてわかる、というパターンもあれば、サポートを受けることに慣れすぎて、気づくことができていないパターンもあります。

　だれかに頼ることを迷惑だと感じる人がいるかもしれませんが、だれかに頼られて誇らしく思う人は多くても、迷惑と感じる人は少ないものです。むしろ「頼ってくれてありがたい！」と感じてくれる人のほうが多いはずです。こうした「だれかに頼られたい」という感情は、心理学の分野でも、人は頼られるとそれに応えたくなる「返報性」という心の仕組みとして知られています。

　しかし、どうしても自分にとってのサポーターを見つけることができない、という場合には、次にあげる4つに分けられるサポーターの性質ごとに、身近にそういう人がいないか、思い浮かべてみましょう。

- 「助力」：困難に直面したときに助けてくれる
- 「情報」：必要な情報を提供してくれる
- 「助言」：役に立つアドバイスをしてくれる
- 「親密」：一緒にいるだけで心が安らぎ、信頼できる

　この「助力」「情報」「助言」「親密」の４つに当てはめながら、皆さんに力を与えてくれるサポーターを５人まで思い浮かべてみましょう。

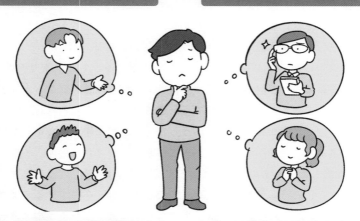

5人のサポーターを思い浮かべてみよう

困難に直面したときに
助けてくれる人は？

いつも必要な情報を
提供してくれる人は？

いつも役に立つアドバイス
をしてくれる人は？

一緒にいるだけで心が
安らぎ、信頼できる人は？

コロナ禍で希薄になる
人とのつながり

　前述したように、コロナ禍では人と人のつながりが希薄になって
います。たとえば、リモートワークをしていて、仕事において聞き
たいことがあっても、すぐに周囲の人に聞くことができなかったり
しています。

　その中でもとくに都会へ上京してきた人々は、新型コロナウイル
スを家族へ感染させないため、泣く泣く実家へ帰ることを諦めると
いうケースも増えています。

　実際にコロナ禍では、岩手県出身の若い男性が親から「今年は帰っ
てこないでほしい」とお願いされた、というニュースが報じられ、
話題を呼びました。

　こうした上京者にとって家族とのつながりは大切なもの。しかし、
気軽に会えない状況下では、会社の人や同じ地域に住む友人など、
新たなサポーターを見つけることが肝心でしょう。必ずあなたの周
囲には、あなたの心が折れないように支えてくれるサポーターがい
るはずなのです。

POINT

あなたの周囲の
サポーターを見つけよう

「質の高いつながり」をつくるには

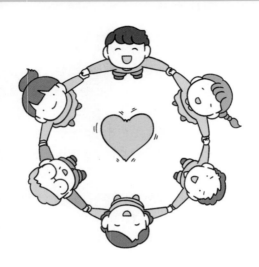

「質の高いつながり」は
組織を1つにまとめてくれる

「助け合いのない職場」とは反対に、質の高い職場はどのような環境なのでしょうか。こうした組織のレジリエンスを考えるうえでは、1人ひとりのつながりが重要になります。

　質の高いつながりを持った組織というのは、1人ひとりが親密なつながりを持ち、お互いが積極的に助け合えるような組織です。また、そうした質の高いつながりは、「組織としてのレジリエンス」が高まります。そのような組織は、たとえ問題やトラブルが起きたとしても、チーム一丸となって困難に立ち向かうことができ、克服することが容易になります。

STEP1　STEP2　STEP3　STEP4　STEP5　**STEP6**

　ミシガン大学ビジネススクールのジェーン・ダットン博士による
と、社内に「質の高いつながり」が見られる企業は、業績が向上す
るだけでなく、社員の働きがいも高くなるとされます。

「プレゼンス」による
「助け合いのあるかかわり」

　質の高いつながりをつくるには、「助け合いのあるかかわり」「リ
スペクトのあるかかわり」「信頼性のあるかかわり」「遊び心のある
かかわり」の４つの要素が必要とされます。

　まず１つめの「助け合いのあるかかわり」ですが、質の高いつな
がりがよく見えてくるのは、なによりも問題が起こったときです。
質の高いつながりを持つ組織では、社員のだれかが困難に直面して
も、すぐにほかのだれかから助けの手が差し伸べられます。もち
ろん、本人も周りに助けを求めやすい環境ができているのです。そ
うした環境では、PART03にあった「助力」「情報」「助言」「親密」
が速やかに提供されます。

　ここで重要になるのが「プレゼンス」です。「プレゼンス」は影
響力という意味を持つ言葉ですが、頼りになる上司や、助けてくれ
る同僚や友人などが、自分のすぐそばにいることで、安心感へとつ
ながります。

　この際、ビデオ会議や電話では「プレゼンス」の効果は得られま
せん。たとえば、自分がテレワークをしていたとして、パソコンの
画面上では上司や同僚が仕事をしている姿が映っています。しかし、

それではお互いがその場にいるという部分（プレゼンス）が希薄になり、いざというときに助けを得られにくくなるのです。

仕事以外にも、好きなアーティストのライブを観に行った体験でもたとえられます。普段から音楽プレーヤーを通して聴いている曲でも、「ライブ会場へ行って好きなアーティストがそこにいる」「自分は同じ空間にいる」という生の感覚は、その人に格別な体験を与えてくれるのです。

「リスペクトのあるかかわり」は
相手を見て注意を向けて話を聞くこと

次に「リスペクトのあるかかわり」です。これは単純な上下関係の話ではなく、上司や部下、先輩や後輩の関係なく、組織内のだれかと接するとき、相手に対するリスペクト（尊敬・敬意）を持ってかかわることになります。

接している相手がリスペクトを感じられる態度とは、なにかをしながら相手を見ることなく話を聞くのではなく、相手を見て、しっかり注意を向けて話を聞く（傾聴する）ことです。

たとえば、ある部下が1つの仕事を完了させたあとの報告を上司にしているシチュエーションがあったとします。しかし、その上司が自分の仕事をしながら、話が右から左へと流れているような態度をしたら、部下としては「ちゃんと話を聞いてもらえているのかな？」とモヤモヤとした不安な気持ちになるでしょう。これでは質の高いつながりとはとても言えません。

実例としては、最近の医療の現場があげられます。皆さんも経験し

たことがあるかもしれませんが、患者が医師の診察を受ける際、医師が患者ではなく終始パソコンの画面や、カルテをずっと見たまま対応している、ということがあります。このような場合、患者は自分が軽視されていると捉えがちで、医師と患者の間に質の高いつながりは築けません。

一貫した誠実さで
「信頼性のあるかかわり」を構築する

続いて「信頼性のあるかかわり」です。

たとえば、自分の上司の話が、昨日まで言っていたことと今日言っていたことが一致しないとか、部下が「この日までには作業を終わらせることができます」と言っていたのにもかかわらず、その日になってもまったく終わっていないなど、そうした出来事が積み重なっていくと、信頼性は失われていきます。

また、ここで重要なのはそこに「誠実さ」があるかどうかです。相手に対して誠実であるということは、お互いが自分の言動に責任を持って話すことと、実際の行動につねに一貫性がある「言行一致」「有言実行」の態度によって示されます。

反対に「言行不一致」「有言不実行」では、そこに誠実さは感じられず、周囲の人々と質の高いつながりを構築できないばかりか、まず社会人として信用されなくなってしまいます。

信頼性のあるつながりを築くには、自分から相手に対して積極的に信頼の態度を示すことも重要になります。たとえば「あなたがいてくれて本当に良かった」とか「いつも頼りにしています」のように言

葉に出してみることなどです。日本人にはそのように言葉で相手に
伝えるのが苦手な人が非常に多いと言われますが、ぜひトライして
みましょう。

交流を深めるための
「遊び心のあるかかわり」

　最後に「遊び心のあるかかわり」です。ほかの3点と比べると異色
ですが、社員同士が社内イベントなどで交流を深めたり、仕事上の目
標に対して、一種のゲーム感覚で取り組み、楽しみながらアイディア
を出し合ったり達成度を競うような方法が、この「遊び心のあるかか
わり」となります。

　「〇〇ハラスメント」という言葉が増えた現代では、若手の社員が参
加してくれない、など難しい側面がありますが、たとえば社員旅行に
行ったり、社内でサークル活動を設けたりすることで「遊び心のある
かかわり」が形成されていきます。

　大手自動車メーカーのトヨタ自動車では、2010年から社内婚活
パーティーをしています。同じ会社に所属する社員同士なので、会話
も弾みやすく、カップル成立率は4割にも及んでいます。仮にカップ
リングできなかったとしても、こうした部署の垣根を超えた活動は、
社員同士のフランクな関係性を形成し、同時に社内全体の仕事の効
率化にもつながるのです。

　日ごろから仕事ばかりでは、いつかは心が折れてしまいます。こう
した「遊び心のあるつながり」は良いガス抜きともなり、ネガティブ
感情やマイナスの思い込みが発生するのを防ぐ一因となるのです。

質の良いつながりを生む4つの要素

①助け合いのあるかかわり

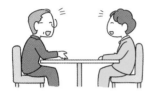

頼りになる上司や、気軽に話すことができる同僚などがその場にいるという「プレゼンス」があることで「助け合いのあるかかわり」が形成される

②リスペクトのあるかかわり

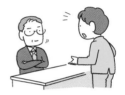

上下関係などは関係なく、相手の目を見て、しっかりと話に耳を傾けるという姿勢が「リスペクトのあるかかわり」を生む

③信頼性のあるかかわり

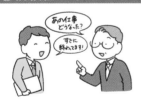

「言行一致」「有言実行」という誠実さを態度で相手に示すことで「信頼性のあるかかわり」が形成されていく

④遊び心のあるかかわり

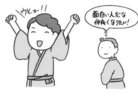

社員旅行や社内イベントなど、通常の仕事とは違った交流を通して、深い関係性が生まれ、「遊び心のあるかかわり」が生まれる

POINT

「質の高いつながり」で組織のレジリエンスを高める

173

「感謝する」と前向きな自分になれる

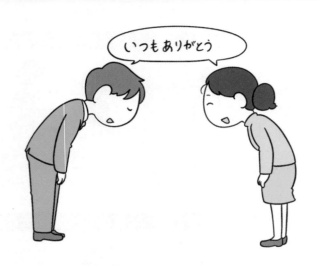

いつもありがとう

ポジティブな感情を高めると
レジリエンスも高まる

　周囲のサポーターに支えてもらうことや、自分がいる環境で質の高いつながりを構築することはレジリエンスを高めるうえでも必要なことです。

　しかし、なにより忘れてはならないことが、そうして支えてくれた人々に対する「感謝の気持ち」です。

　心理学の分野で、感謝の感情については長く研究が行われてきましたが、1990年代にマーティン・セリグマン博士がポジティブ心理学を提唱してからは、さらにポジティブな感情の研究が進み、感謝についての研究は以前よりも注目されています。

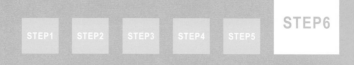

感謝の気持ちが生み出す
心身への作用

　感謝研究の第一人者であるカリフォルニア大学デイビス校のロバート・エモンズ博士は、感謝の習慣を持つことが、心身に以下のような良い影響を及ぼすとしました。

①幸福度が高まる

　まず、感謝の気持ちが深い人ほど、なにか良いことがあったときにその体験をより長く、強く、深く感じることができ、同時に幸福感も増します。

　しかし、厄介なのはそうした幸福感は時間が経つにつれて「慣れ」が生じてしまうことです。これは人間の脳がそうした幸福感に順応してしまうのが原因です。

　たとえば、あなたに気になる女性がいて、どうやってデートに誘おうか、どのように告白しようかと考えている初めのころはとてもワクワクしていると思います。そして、仮にその恋が実って、好きな人と恋人関係になれたとして、つき合いたての時期はなにをするにも楽しくてドキドキすることでしょう。しかし、そうしたワクワクやドキドキに脳が順応すると、新しく刺激になるような出来事がないと、飽きてしまうのです。

　このような順応に対処する一番の方法は感謝を忘れないことです。ご飯をつくってもらったり、普段掃除をしてくれない彼氏が手伝ってくれたら「ありがとう」。その一言をかけるだけで違いが生まれます。こうした感謝は幸福感の「順応」を抑え、新鮮さを与え

てくれます。「ありがたい」という感謝の気持ちが強ければ、毎回新たな感動とともにその体験に向き合えるのです。

②ネガティブ感情を「中和」させる

感謝には、不安や恐れ、心配や憂鬱感などのネガティブな感情を「中和」させる働きもあります。

仕事でミスをしたときなどは、「次もミスをしてしまうのでは……」というネガティブな感情が発生してしまいます。しかし、感謝の感情は、「将来」への不安などに捉われていた考えを、「いま」起きたありがたい出来事へ思考を向けてくれるのです。

たとえば、悪い出来事が起きて気持ちが落ち込んでいるときに、友人から連絡がきて、過去に起きた出来事に対して不意に「ありがとう」と言われれば、それまで感じていたネガティブな感情は中和され、「頑張ろう！」と再起する力を与えてくれるのです。

③体の健康が保てる

人間は感謝をすると、脳からドーパミンやオキシトシン、エンドルフィンといった、幸福感を得られる成分を分泌し、同時にストレスを抑えたり、安心感をもたらします。これにより、血圧を下げたり、風邪や感染症など、病気に対する免疫力を上げる効果が得られるのです。

④思いやりの心が生まれる

感謝を習慣にしている人は、自分もまた周囲に尽くそうという「利他性」が自然と育まれます。そのため、「ポジティブ・エナジャイザー」のように、感謝の気持ちが深い人を中心に周りの人にもお互いに助け合う行動や思いやりの気持ちが広がっていきます。

⑤前向きになれる

　感謝が習慣になっている人は、いつも前向きな人が多いです。

　たとえば逆境を経験しても周囲の助けで立ち直り、それに感謝している人は、過去の体験は「自分を成長させてくれる試練だった」「あの出来事があったことで信頼できる友人を持てた」というように、なにか意味があったに違いないとポジティブに考えられるようになるのです。

日ごろから
感謝を習慣づけよう

　外国人のカップルや夫婦は普段から「愛している」や「ありがとう」という言葉をかけたり、ハグで感情を示したりします。しかし、日本人は文化の違いもあり、そうした感謝を示す言動は少ないと言われています。

　しかし「ありがとう」と言われたときに、嫌な気持ちになる人はいないはずです。その嬉しい気持ちをほかの人におすそわけする気持ちで、感謝することを習慣づけてみましょう。感謝のおすそわけが自分や周囲のレジリエンスを高めるのです。

POINT

感謝をすることは
心身に好影響をもたらす

「感謝」を形にする方法

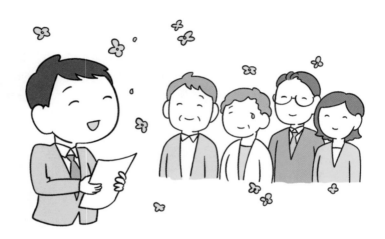

感謝の気持ちを高めるための習慣とは

　私たちは日々の暮らしの中で感謝の心を忘れがちです。住む家も仕事もある、食べるものもあるし、家族もいて、健康に暮らしている。それらは慌ただしい毎日の中、ごく当たり前のこととして、意識されなくなってしまうのです。

　しかし、実際にはそうではありません。日々の当たり前は実は当たり前などではないのです。たとえば、コロナ禍では多くの人々が職を失ってしまったほか、感染防止のために家族と離れ離れにならざるを得ない人が多くいます。そうした出来事により、自分は恵まれていると再認識することで深い感謝の心が生まれます。

　そして、豊かな感謝の気持ちを持つ人は、レジリエンスの高い人とされ、自分にないものを気にかけるよりも、自分にもたらされたものを尊ぶ考え方を持っています。自分にないもの、自分に足りないものを気にしがちな人は、物事の捉え方を変え、自分が持っているもの、自分に恵まれたものに注目して、感謝の気持ちというポジティブな感情を高める習慣を持ちましょう。

「感謝日記」を書くことで 感謝の気持ちを育む

　感謝を習慣化するための方法の1つとしてあげられるのが、「感謝日記」を書くことです。ネガティブな感情を文字として書き出すことでコントロールする方法を紹介しましたが、これはポジティブな感情においては、感謝の気持ちを育むことにつながります。

　手順としては、まず「同僚が手を貸してくれた」「ランチのときに定食屋のおばちゃんがご飯を大盛りにしてくれた」など、1日の終わりにその日感謝した出来事を思い出すことです。次にその出来事を実際にノートなどに書き出してみましょう。このとき、可能な限り、なぜそのような出来事が起きたのかも書くようにしましょう。そして、最後は「ありがとう」という感謝の気持ちを感じるとともに日記を閉じます。

　そして「自分は恵まれている」と感謝の気持ちとともに眠りにつくことで、翌日も前向きな気持ちで仕事や人間関係においても頑張ることができるのです。

179

「感謝日記」の書き方

①1日の終わりに、その日感謝した
　出来事を思い出す

▼

②その出来事を日記のように書き
　出してみる

▼

③できれば、「なぜその出来事が
　起きたのか」についても考えてみる

▼

④「ありがとう」という感謝の
　気持ちを感じながら、日記を閉じる

```
20xx年○□月△×日
・先輩が手伝ってくれた！
▶トラブルが起きて焦っているのが
　わかったのかも
・よく行く定食屋のおばちゃんが
　ご飯を大盛りにしてくれた！
▶顔を覚えてくれたから？
・実家の家族が贈り物をくれた！
▶応援してくれている
```

その日「うまくいったこと」を
3つ思い出してみる

　その日起きた出来事の中で「これはうまくいった！」と思えること
を3つほど思い出すのも、感謝の気持ちを育むうえでの1つの方法と
なります。

　心理学者のマーティン・セリグマン博士らが行った調査によると、
毎晩3つの「良いこと」を思い出すことを1週間続けて行った人たち
の多くが、以前よりも幸福感が高まったことが明らかになっていま
す。良かった出来事を思い出す際に注意したいことは以下の3つに
なります。

- **1日を振り返って、「良かった」「うまくいった」などと 感じることを思い出す**
- **それらを3つ書き出す**
- **できれば、「なぜ良いことが起きたのか、なぜうまくいったのか」に ついても改めて考えてみる**

　たとえば、「上司のフォローを受けたおかげで、今日のプレゼンはう まくいったなぁ……」「スケジューリングが良かったので、ちゃんと定 時に帰れた！」という出来事を考えてみましょう。

「ありがとう」を 手紙にしよう

　感謝を伝えたいと感じている人に対して直接「ありがとう」と言う のが恥ずかしいと思う人がいるかもしれません。そんな人におす すめしたいのが感謝の気持ちを「手紙」として送ることです。
　手順としては以下のようなものになります。

- **過去にお世話になったり、助けてもらった人を思い浮かべる**
- **その人に対して実際に感謝の気持ちを込めて手紙を書く**
- **その人がしてくれた親切や行動を回想する**
- **その親切や行動によって自分がどのような影響を受けたかに 言及する**
- **その人がいなければいまの自分はどうなっていたかを考える**
- **書いた手紙を本人に手渡しするか送る。もしくはそのまま忘れな い場所に保管しておく**

「感謝の手紙」は相手に渡してもいいですし、渡さなくても別にかまいません。この手紙は相手に読んでもらうことより、「感謝日記」同様、感謝について改めて書くことによって、自分の中の感謝の気持ちが高まる大きな効果があるからです。

　また、このような手紙という形にして渡すことは、受け取った本人が繰り返しその手紙を目にすることで、励まされていることを実感できるため、口頭で感謝を伝えるよりも、効果が高いとされています。そのため、感謝の手紙を書くときは、渡したい相手への感謝の念が包み隠さず伝わるように書きましょう。

心ない言葉がはびこる現代だからこそ
感謝の言葉が大切になる

　インターネットやスマホの普及により、私たちは自分の思ったことを気軽に発信できるようになりました。しかし、SNSなどに至っては、匿名でコメントを発信できることを利用して、心ない言葉や誹謗中傷を浴びせたりして、受け手となった人が精神的に疲れたり、最悪の場合には自ら命を絶つということがあります。

　送り手の心情としては、本当は悪気がなかったり、単純なストレス発散のために発言をしているのかもしれません。しかし「ペンは剣よりも強し」というように、言葉の暴力はつねにあるのです。

　そのような否定的な言葉をかけるのであれば、受け手の人も送り手の人も幸福感を味わえる感謝の気持ちを言葉に表してみませんか？　そのためにも、ここまで紹介した3つの方法を用いて、感謝の習慣づけを行ってみましょう。

レジリエンスを高めて
心が折れない自分になる

　本書では「心が折れない自分になる」というテーマの下、レジリエンスについて紹介しました。

　STEP1でも話しましたが、レジリエンスはだれもが持っている心理的資源です。仕事での失敗からくるネガティブな感情や、マイナスな思い込みによって消耗しているだけなのです。しかし、ここまで紹介してきたレジリエンスを高める方法によって、皆さんもレジリエンスを鍛えることは可能です。

　日本は先進国の中でもとくに自殺者が多い国とされています。そこにはさまざまな要因が絡んでいますが、少なくとも仕事での失敗や人間関係のこじれなども含まれていることでしょう。

　皆さんの人生は皆さんのものです。ネガティブな感情になる体験で、自分の人生を台無しにしてしまうのではなく、レジリエンスを高めた先に待つ、幸福感や達成感を体感しましょう。

　本書がこれまで紹介してきた内容が、皆さんが「折れない心を持つ自分になる」ための一助になれば幸甚の至りです。

POINT

感謝を習慣づけて
前向きな気持ちを生み出そう

「日本一泣ける」
感謝あふれる成人式

S TEP6では周囲の人々からサポートを受けること、その人々への感謝を忘れないことについて話してきました。また、外国の人々と比べ、日本人は感謝の念を普段から伝えていないこともまた事実です。

　そこで紹介するのが、「日本一泣ける」成人式として有名な、岩手県奥州市の成人式です。

　この成人式では、式の途中に「家族からの手紙　20歳からの手紙」と称して、新成人からこれまでお世話になった家族や恩師などへ向けた感謝の手紙が読まれる行事が行われています。

　20歳になるまでの思い出の写真をスクリーンに映し出したり、オーケストラの生演奏をバックに手紙を読み上げる、中には家族側から新成人へ向けて「ここまで育ってくれてありがとう」と手紙のやりとりが行われるような演出

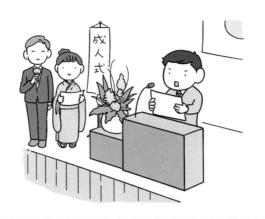

も非常に感動的ですが、それ以上に、普段は恥ずかしくて口に出せない感謝の気持ちが、最大のサポーターとして新成人に寄り添っていた人々へ向けられるのは素晴らしいことです。

　PART06でも紹介したように、感謝の気持ちを手紙に書くことはレジリエンスを高めるうえでも非常に有効な手法になります。

　例にあげた奥州市の成人式のように、なにかの記念日でも良いでしょう。快く面倒を見てくれる上司や同僚、悩んでいるときに寄り添ってくれる家族や友人、学生時代に自分を成長させてくれた学校の先生や、部活動の顧問の先生など、感謝をしたいという人がいれば、その気持ちは必ず相手にも届くはずですので、一度試してみてはいかがでしょうか。

STEP 6

理解度チェック

□ 「ソーシャル・サポート」を受けることで
　ポジティブな感情が芽生える

□ 本当につらいときは自分の周りにいる
　サポーターに頼ろう

□ 「助力」「情報」「助言」「親密」の4つに当て
　はめて、自分のサポーターを探してみよう

□ すぐそばに頼れるだれかがいる
　「助け合いのあるかかわり」を大切にしよう

□ 相手の目を見て、声に耳を傾ける、
　そんな当たり前が「リスペクトのあるかかわり」
　を形成する

□ 誠実さを持って「言行一致」「有言実行」を
　大切にし、「信頼性のあるかかわり」を築こう

□ 社員旅行や社内イベントで「遊び心のある
　かかわり」を構築し、関係性を深めよう

□ 前向きになる感謝の気持ちを習慣づけて、
　日記に書いたり手紙として残そう

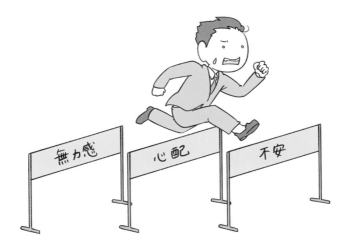

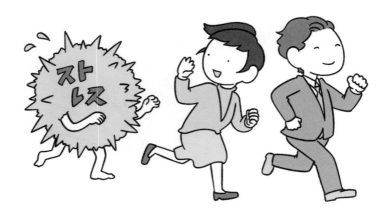

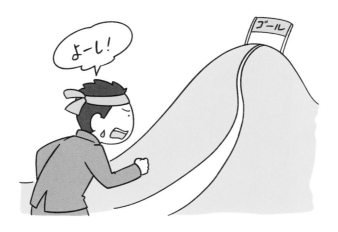

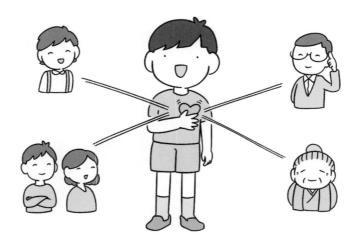

reference books
参考文献

『マンガでやさしくわかるレジリエンス』
久世浩司（著）／日本能率協会マネジメントセンター／2015

『世界のエリートがIQ・学歴よりも重視！「レジリエンス」の鍛え方』
久世浩司（著）／実業之日本社／2014

『[図解]なぜ超一流の人は打たれ強いのか』
久世浩司（著）／PHP研究所／2015

『なぜ、一流になる人は「根拠なき自信」を持っているのか？』
久世浩司（著）／ダイヤモンド社／2015

『眠れる才能を引き出す技術』
久世浩司（著）／実業之日本社／2016

『レジリエンス (ハーバード・ビジネス・レビュー EIシリーズ)』
ハーバード・ビジネス・レビュー編集部（著）、DIAMONDハーバード・ビジネス・
レビュー編集部（翻訳）／ダイヤモンド社／2019

『ネガティブな感情が成功を呼ぶ』
ロバート・ビスワス＝ディーナー、トッド・カシュダン（著）、
高橋由紀子（翻訳）／草思社／2015

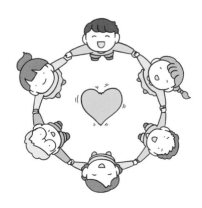

監修
久世浩司

1972年生まれ。ポジティブサイコロジースクール代表。慶應義塾大学卒業後、
外資系企業のP&Gへ入社。在職中にレジリエンスについて学び、退職後、社会人
向けスクールを設立し、レジリエンス研修講師の育成と法人向け組織開発コンサ
ルティングに携わる。著書に『マンガでやさしくわかるレジリエンス』(日本能率
協会マネジメントセンター)、『世界のエリートがIQ・学歴よりも重視!「レジリ
エンス」の鍛え方』(実業之日本社) など多数。

STAFF

編集	木村伸司、千田新之輔（株式会社 G.B.）
イラスト	小野崎里香
執筆協力	大越よしはる
デザイン	山口喜秀（Q.design）
DTP	G.B.Design House

レジリエンスで　心が折れない自分になる

2021 年 4 月 10 日　初版第 1 刷発行

監修	久世浩司
	© 2021 Kouji Kuze
発行者	張 士洛
発行所	日本能率協会マネジメントセンター
	〒 103-6009　東京都中央区日本橋 2-7-1　東京日本橋タワー
	TEL 03（6362）4339（編集）／ 03（6362）4558（販売）
	FAX 03（3272）8128（編集）／ 03（3272）8127（販売）
	https://www.jmam.co.jp/

印刷・製本　三松堂株式会社

ISBN　978-4-8207-2889-4　C0011
落丁・乱丁はおとりかえします。
PRINTED IN JAPAN